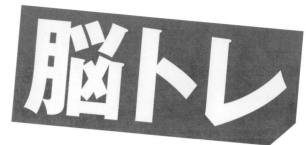

脳がみるみる若返る 脳トレ

思い出しクイズ
スペシャル

諏訪東京理科大学教授
篠原菊紀 監修

JN082608

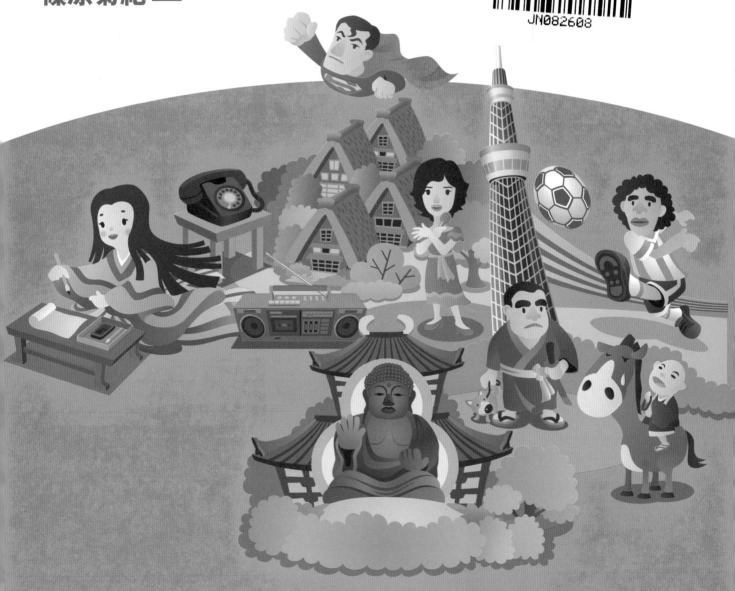

ナツメ社

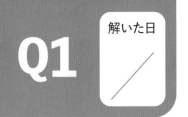

日本の世界遺産

Q1 解いた日 ／

当てはまる地名や名称をリストから選んで書きましょう。

＊都道府県名は写真の場所。年度は登録された年

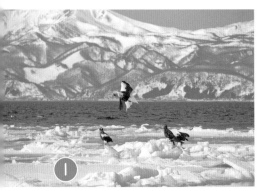

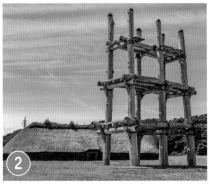

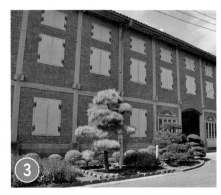

① □□

海氷が育む豊かな生態系が評価された。（北海道／ 2005 年）

② □□□□□

「北海道・北東北の縄文遺跡群」のひとつ。（青森県／ 2021 年）

③ □□□

「絹産業遺産群」とともに登録された工場。（群馬県／ 2014 年）

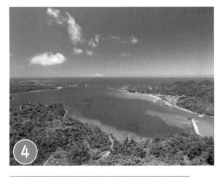

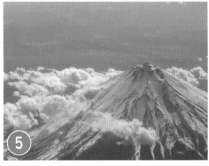

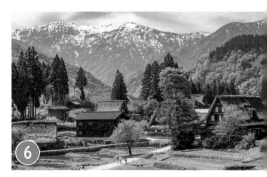

④ □□□□□

固有種が多く、小さな島での動植物の進化の証拠が残ることが評価。写真は父島。（東京都／ 2011 年）

⑤ □□□

「□□□−信仰の対象と芸術の源泉」として、山梨、静岡両県をまたぐ 25 の構成資産がある。（2013 年）

⑥ □□□

登録名称は「白川郷・□□□の合掌造り集落」。写真は相倉合掌集落。（富山県／ 1995 年）

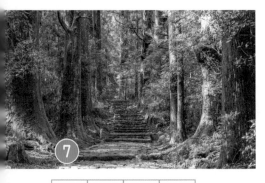

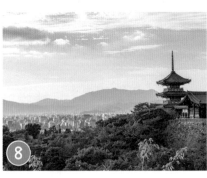

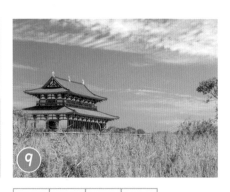

⑦ □□□□

「紀伊山地の霊場と参詣道」のひとつ。写真は中辺路の大門坂。（和歌山県／ 2004 年）

⑧ □□□□の文化財

上賀茂神社、清水寺、平等院、二条城など 17 の資産で登録された。（1994 年）

⑨ □□□□の文化財

東大寺、春日大社、薬師寺、平城宮跡など 8 つの資産で登録された。（1998 年）

2

答え
① ケ　② ク　③ コ　④ イ　⑤ セ
⑥ オ　⑦ ウ　⑧ カ　⑨ キ

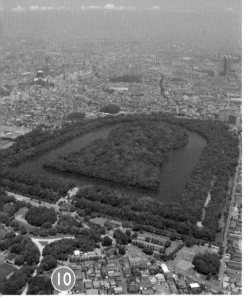
⑩

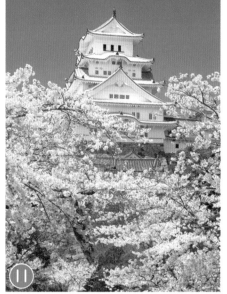
⑪

リスト

- ㋐ 石見銀山 (いわみぎんざん)
- ㋑ 小笠原諸島 (おがさわらしょとう)
- ㋒ 熊野古道 (くまのこどう)
- ㋓ 原爆ドーム (げんばく)
- ㋔ 五箇山 (ごかやま)
- ㋕ 古都京都 (こときょうと)
- ㋖ 古都奈良 (ことなら)
- ㋗ 三内丸山遺跡 (さんないまるやまいせき)
- ㋘ 知床 (しれとこ)
- ㋙ 富岡製糸場 (とみおかせいしじょう)
- ㋚ 仁徳天皇陵 (にんとくてんのうりょう)
- ㋛ 端島炭坑 (はしまたんこう)
- ㋜ 姫路城 (ひめじじょう)
- ㋝ 富士山 (ふじさん)
- ㋞ 屋久島 (やくしま)
- ㋟ 琉球王国のグスク (りゅうきゅうおうこく)

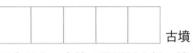

☐☐☐☐☐ 古墳

日本最大の古墳で世界最大級の墳墓。49 基ある「百舌鳥・古市古墳群—古代日本の墳墓群」の主要素。（大阪府／ 2019 年）

☐☐☐

奈良の法隆寺地域の仏教建造物とともに、日本初の世界文化遺産となった。（兵庫県／ 1993 年）

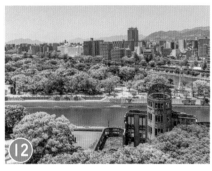
⑫

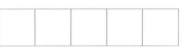

☐☐☐☐☐

核兵器の惨禍を伝え、恒久平和を訴える平和記念碑として登録。（広島県／ 1996 年）

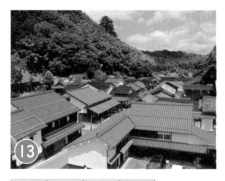
⑬

☐☐☐☐ 遺跡とその文化的景観

鉱山跡と町や街道などの資産で構成される。写真は大森地区の町並み。（島根県／ 2007 年）

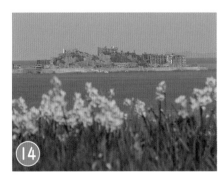
⑭

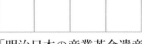

☐☐☐☐

「明治日本の産業革命遺産　製鉄・製鋼、造船、石炭産業」のひとつ。島の通称は軍艦島。（長崎県／ 2015 年）

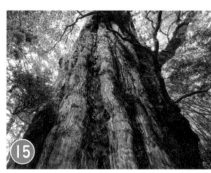
⑮

☐☐☐☐

島固有の杉や豊かな原生林で、白神山地とともに日本初の世界自然遺産に。（鹿児島県／ 1993 年）

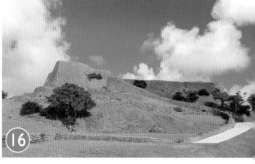
⑯

☐☐☐☐☐☐

☐☐☐☐ 及び関連遺産群

首里城跡など、特有の城跡など 9 つが登録資産。写真は勝連城跡。（沖縄県／ 2000 年）

Q2 解いた日 ／

世界の世界遺産

当てはまる地名や名称をリストから選んで書きましょう。

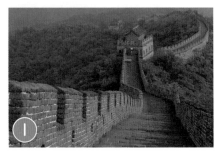

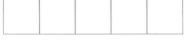

[1]

起源は春秋時代（紀元前８世紀～紀元前５世紀）にさかのぼる、長大な城壁。（中国）

[2]

火事で壊れた教会の正面壁だけが残る。「マカオ歴史地区」の古跡のひとつ。

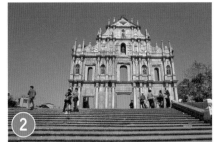

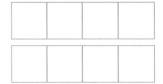

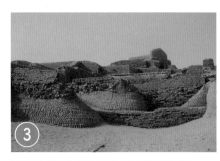

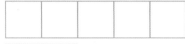

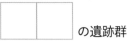

[3]

の遺跡群

インダス文明最大級の都市の遺跡。（パキスタン）

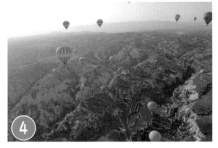

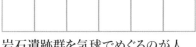

[4]

岩石遺跡群を気球でめぐるのが人気。「ギョレメ国立公園と□□□□□□の岩窟群」で登録された。（トルコ）

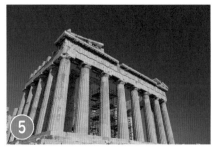

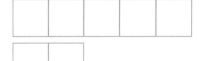

[5]

神話の女神を祀った神殿。「アテネのアクロポリス」の中心にたつ。（ギリシャ）

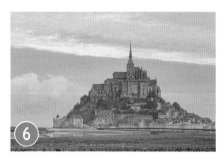

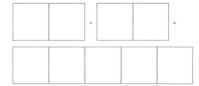

[6]

・ ・

満潮時には海に浮かぶ修道院の島。湾とともに登録された。（フランス）

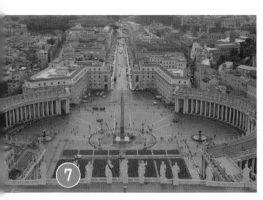

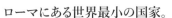

[7]

ローマにある世界最小の国家。

[8]

海岸

高級リゾート地としても有名な海岸。（イタリア）

[9]

世界最大のゴシック様式の建造物。（ドイツ）

[答え] [1][セ] [2][サ] [3][ソ] [4][オ] [5][ス] [6][タ] [7][シ] [8][ア] [9][キ]

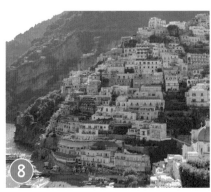

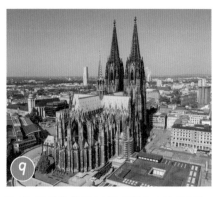

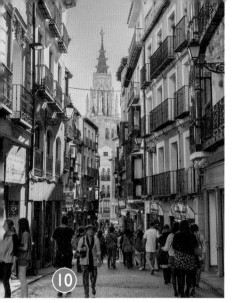
⑩

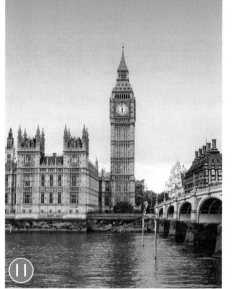
⑪

リスト

- ㋐ アマルフィ
- ㋑ イエローストーン
- ㋒ イグアス
- ㋓ ウェストミンスター宮殿（きゅうでん）
- ㋔ カッパドキア
- ㋕ カナディアン・ロッキー
- ㋖ ケルン大聖堂（だいせいどう）
- ㋗ 古都トレド（こと）
- ㋘ 自由の女神像（じゆう）（めがみぞう）
- ㋙ ストーンヘンジ
- ㋚ 聖ポール天主堂跡（せい）（てんしゅどうあと）
- ㋛ バチカン市国（しこく）
- ㋜ パルテノン神殿（しんでん）
- ㋝ 万里の長城（ばんり）（ちょうじょう）
- ㋞ モヘンジョダロ
- ㋟ モン・サン・ミッシェル

町全体が博物館といわれる古都。
（スペイン）

ビッグベンを有するロンドンのシンボル。
（イギリス）

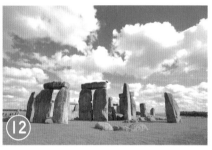
⑫

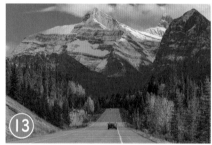
⑬

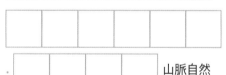
山脈自然
公園群

高さ4mもの石が並ぶ古代遺跡。
（イギリス）

7つの自然公園からなる山岳地帯。（カナダ）

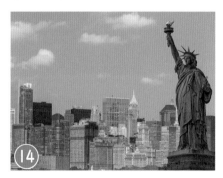
⑭

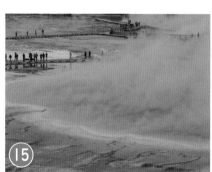
⑮

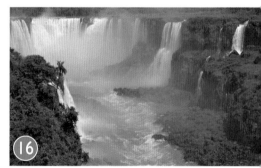
⑯

国立公園

独立百周年を記念して1886年に
完成。ニューヨーク港内のリバティ
島にたつ。（アメリカ）

国立公園

地下にマグマが広がる熱水現象の
集中地区。（アメリカ）

ブラジルとアルゼンチンにまたがる
国立公園で、大小275の滝はその
象徴。

答え　⑩㋗　⑪㋓　⑫㋙　⑬㋕
　　　⑭㋘　⑮㋑　⑯㋒

東日本の地形と自然

当てはまる地名や名称をリストから選んで書きましょう。右ページの地図にはおおよその場所を記しています。

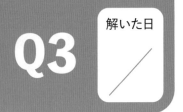
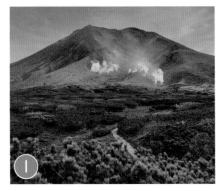

|　|　|　|

北海道の最高峰。国内で最も早く紅葉が見られる。

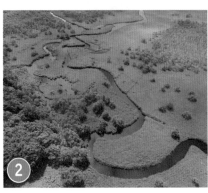

|　|　|　|

日本最大の湿地で、タンチョウの生息地として有名。

|　|　|　|

「ソーラン節」の発祥の地。写真は神威岬（かむい）。

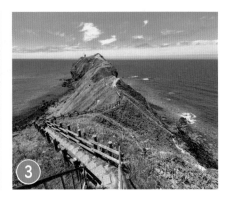

|　|　|　|

まぐろ漁で知られる大間（おおま）や恐山（おそれざん）がある。写真は北東端の尻屋崎（しりやざき）。

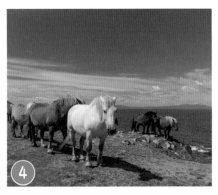

|　|　|　|

石川啄木（いしかわたくぼく）が詠んだふるさとの山。写真は小岩井（こいわい）農場の一本桜と。

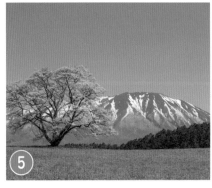

|　|　|　|

松尾芭蕉（まつおばしょう）が「五月雨を集めて早し」と詠んだ急流。

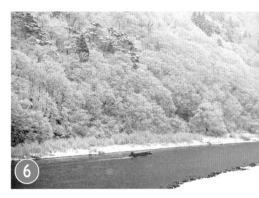

|　|　|　|

本州最大の高層湿原。水芭蕉の群生地として知られる。

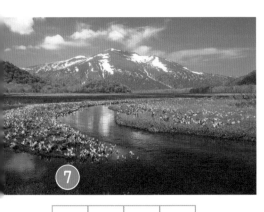

|　|　|　|

日本で二番目に広い湖。

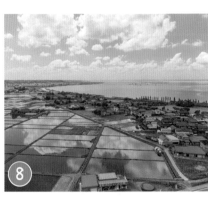

|　|　|　|

日本一広い平野。

答え ❶コ ❷オ ❸ク ❹キ ❺ア ❻ス ❼イ ❽ウ ❾エ

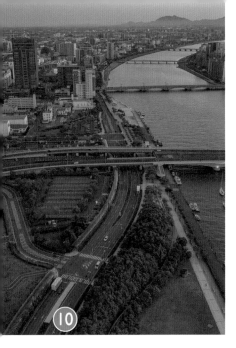

⑩

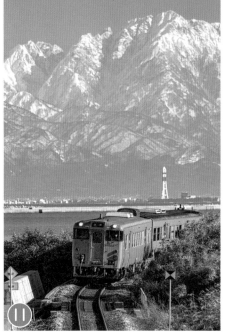

⑪

日本一長い川。写真は新潟市。
長野県では千曲川と呼ばれる。

北アルプスなどの山々。写真は海岸沿い
を走るJR氷見線との絶景。

リスト

- ⑦ 岩手山
- ⑦ 尾瀬ヶ原
- ⑦ 霞ヶ浦
- ⑦ 関東平野
- ⑦ 釧路湿原
- ⑦ 信濃川
- ⑦ 下北半島
- ⑦ 積丹半島
- ⑦ 駿河湾
- ⑦ 大雪山
- ⑦ 立山連峰
- ⑦ 天竜川
- ⑦ 最上川
- ⑦ 八ヶ岳

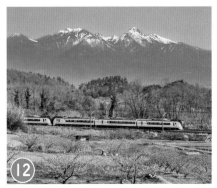

⑫

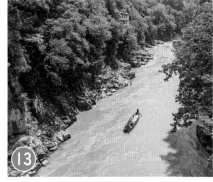

⑬

長野県から山梨県に連なる山々。
高原野菜などで知られる。

木曽からの木材の運搬に使われてい
た急流。

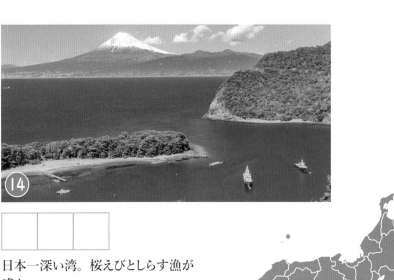

⑭

日本一深い湾。桜えびとしらす漁が
盛ん。

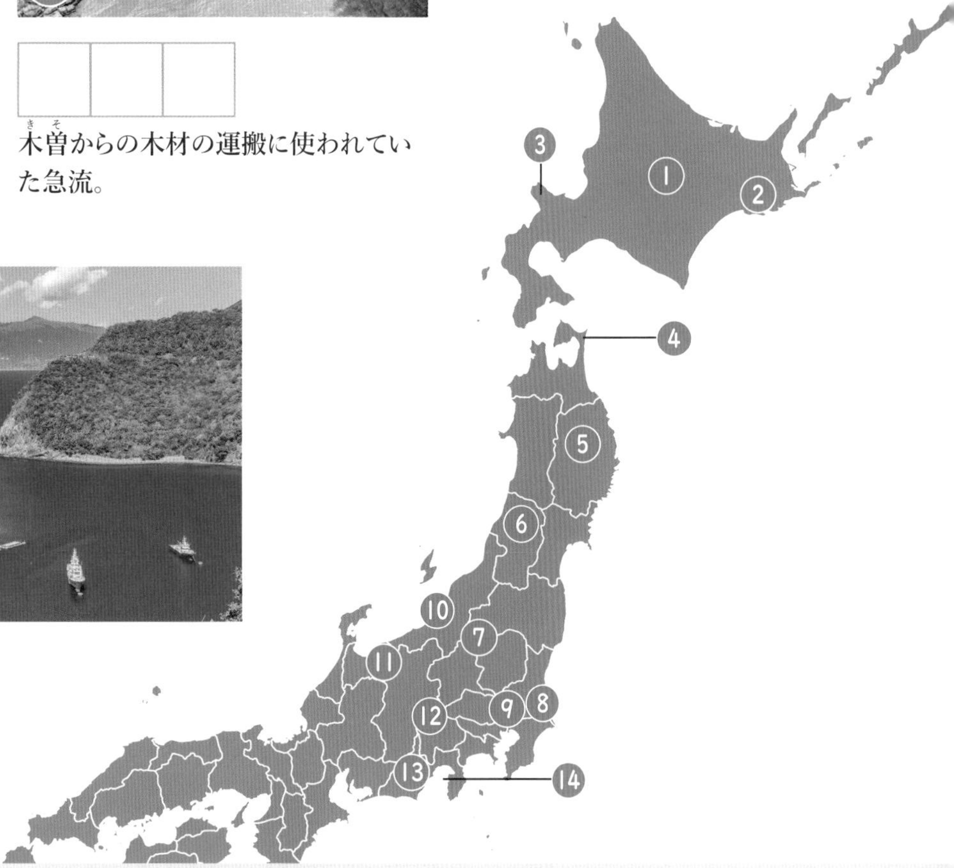

答え ⑩ カ ⑪ サ ⑫ セ ⑬ シ ⑭ ケ

7

解いた日 ／

西日本の地形と自然

当てはまる地名や名称をリストから選んで書きましょう。右ページの地図にはおおよその場所を記しています。

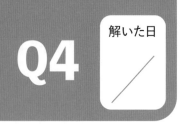

① □□□

日本で一番大きい湖。

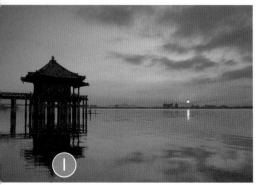

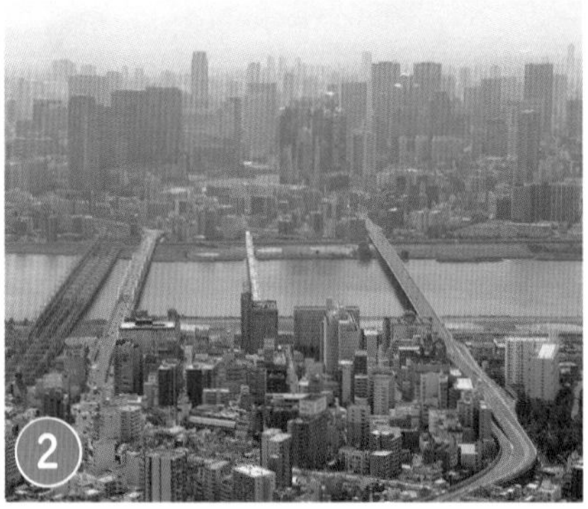

② □□

①から流れ出る唯一の河川で、大阪湾に注ぐ。

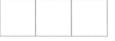

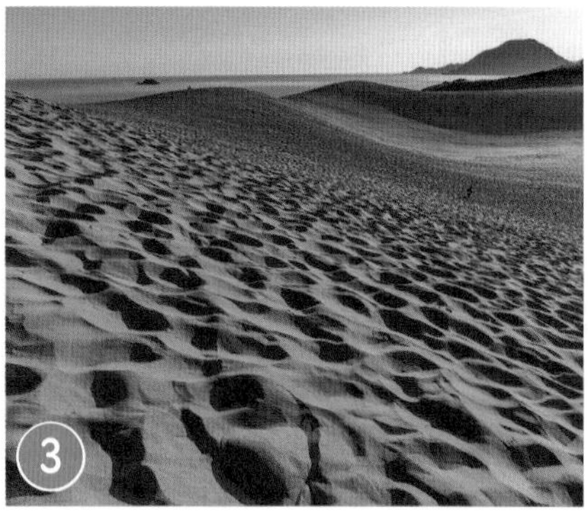

③ □□□

日本を代表する砂丘。

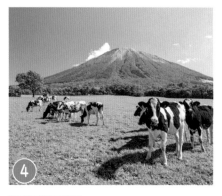

④ □□

中国地方の最高峰。伯耆（ほうき）富士とも呼ばれる。

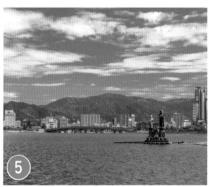

⑤ □□□

隣の中海（なかうみ）とつながる汽水湖。しじみ漁が有名。

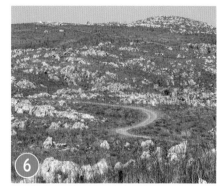

⑥ □□

日本最大のカルスト台地で、地下には鍾乳洞が広がる。

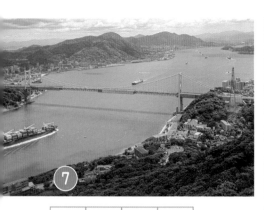

⑦ □□□

本州と九州の間にある。橋は1973年に開通。

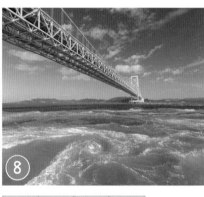

⑧ □□□

うず潮で有名。淡路島（あわじ）と四国の間にある。橋は1985年に開通。

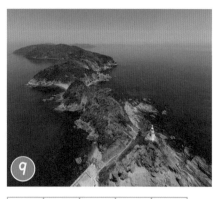

⑨ □□□□

四国の最西端。九州に向かって細長く突き出る。

8

 答え ① ス ② セ ③ サ ④ コ ⑤ ケ
⑥ ア ⑦ オ ⑧ シ ⑨ キ

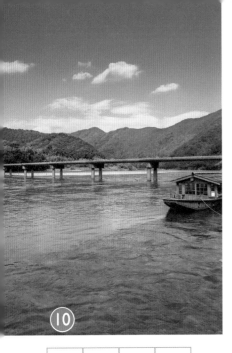

⑩

日本最後の清流と称された。
沈下橋が多くかかる。

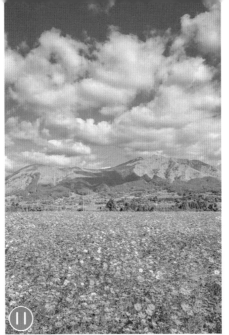

⑪

火の国・熊本のシンボルともいえる
活火山。

リスト

ア 秋吉台（あきよしだい）

イ 阿蘇山（あそざん）

ウ 有明海（ありあけかい）

エ 開聞岳（かいもんだけ）

オ 関門海峡（かんもんかいきょう）

カ 桜島（さくらじま）

キ 佐多岬半島（さだみさきはんとう）

ク 四万十川（しまんとがわ）

ケ 宍道湖（しんじこ）

コ 大山（だいせん）

サ 鳥取砂丘（とっとりさきゅう）

シ 鳴門海峡（なるとかいきょう）

ス 琵琶湖（びわこ）

セ 淀川（よどがわ）

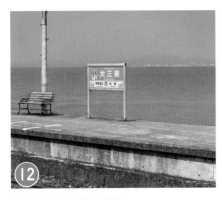

⑫

南部は島原湾（しまばら）とも呼ぶ。写真は島原
鉄道の大三東駅（おおみさき）。

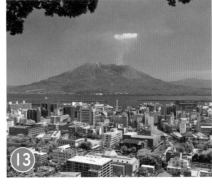

⑬

鹿児島湾にある活火山。大正の
大噴火で大隅半島（おおすみ）と陸続きに。

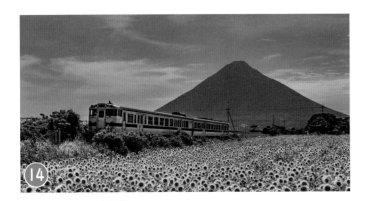

⑭

薩摩半島南端（さつま）にそびえ、薩摩富士と
も称される。

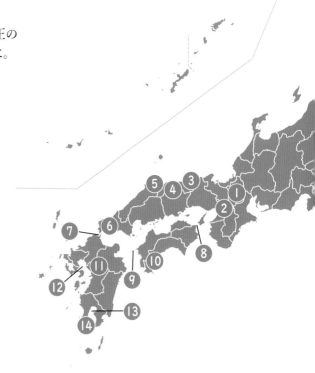

Q5 植物の名前

解いた日 ／

当てはまる植物の名前をリストから選んで書きましょう。

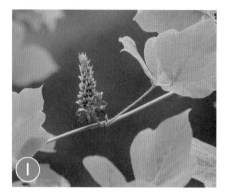

①

根は粉にして湯に溶かして飲んだり、漢方薬の風邪薬の材料にしたりする。

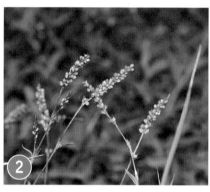

②

この辛い葉を好んで食べる虫もいると、ことわざになっている。

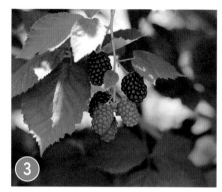

③

童謡「赤とんぼ」にうたわれる実。葉は蚕の餌になる。

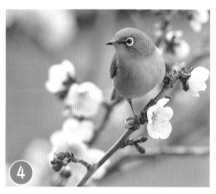

④

ウグイスでなく、くるのはほとんどがメジロ。

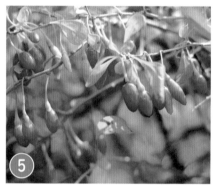

⑤

楊貴妃（ようきひ）が食べていたといわれる実。杏仁豆腐にのっていることも。

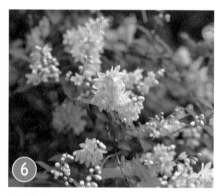

⑥

別名卯の花。万葉集のころから、ほととぎすとともに詠まれる。

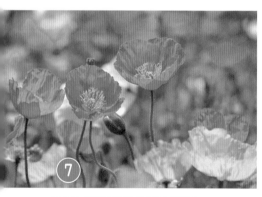

⑦

アグネス・チャンの曲で一躍有名に。シャーレーポピーともいう。

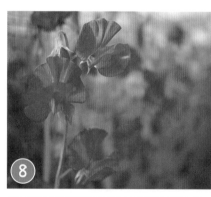

⑧

松田聖子（まつだせいこ）のヒット曲といえば。実際には、赤はなかなかない色。

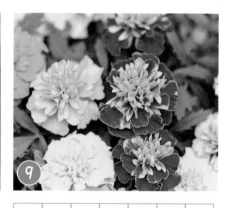

⑨

名の由来は聖母マリアの黄金の花。あいみょんのヒット曲のタイトルにもなった。

10 答え
①キ ②サ ③ク ④ウ ⑤カ
⑥イ ⑦セ ⑧コ ⑨ソ

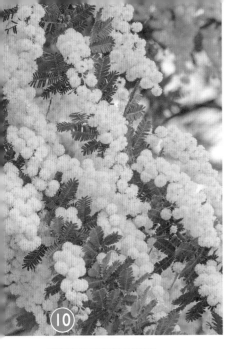

⑩

鮮やかな色で、サラダの名や
カクテルの名にもなっている。

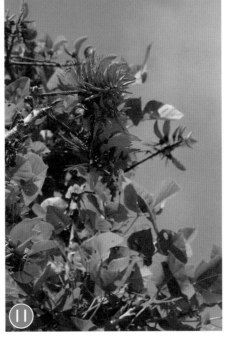

⑪

沖縄県の県花。THE BOOM の「島唄」
で全国に知られるように。

リスト

- ㋐ アカシア
- ㋑ 空木（うつぎ）
- ㋒ 梅（うめ）
- ㋓ かたばみ
- ㋔ からたち
- ㋕ くこ
- ㋖ 葛（くず）
- ㋗ 桑（くわ）
- ㋘ 白詰草（しろつめくさ）
- ㋙ スイートピー
- ㋚ 蓼（たで）
- ㋛ でいご
- ㋜ なずな
- ㋝ ひなげし
- ㋞ マリーゴールド
- ㋟ ミモザ

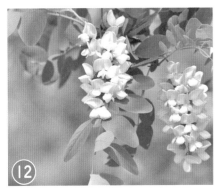

⑫

北原白秋（きたはらはくしゅう）が「この道」でうたい、
西田佐知子（にしださちこ）のヒット曲でも有名。

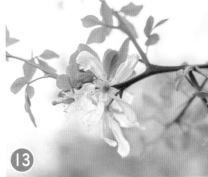

⑬

北原白秋の詩で童謡にもなった花。
島倉千代子（しまくらちよこ）のヒット曲でも有名。

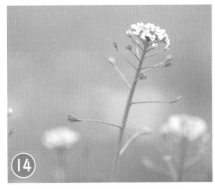

⑭

春の七草のひとつ。ぺんぺん草とも
呼ばれる。

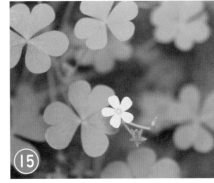

⑮

家紋に多く用いられている。
夜や雨のときは葉が閉じる。

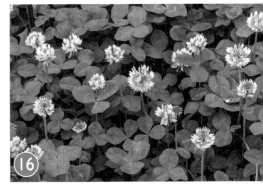

⑯

オランダからの荷の緩衝材だったのが
名の由来。別名クローバー。

答え　⑩㋟　⑪㋛　⑫㋐　⑬㋔
　　　⑭㋜　⑮㋓　⑯㋘

11

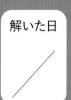
雲の名前と気象現象

当てはまる雲の名前や気象現象をリストから選んで書きましょう。

解いた日 /

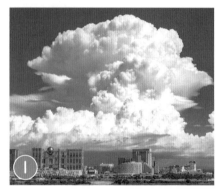
① □□□

上にまっすぐ発達し、大雨を
降らせる。

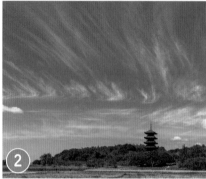
② □□□

はけで伸ばしたように薄く、雲の中で
いちばん高いところに発生する。

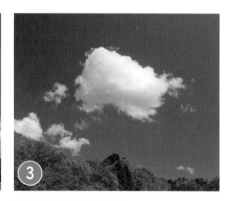
③ □□□

底面が平たく、晴れた空にぽっかりと
浮かぶ。

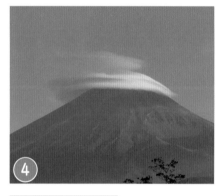
④ □□□

気流が山を越えるときに発生し、
頂上を覆う。

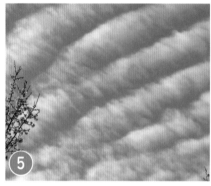
⑤ □□□

水面の波のような形で、上空に強い風
が吹いているときに発生する。

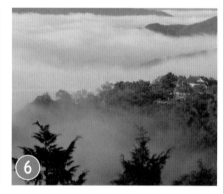
⑥ □□□

灰色をしており、雲の中でいちばん低
いところに現れる。

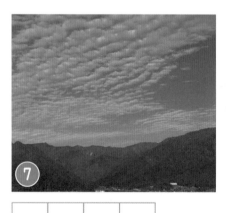
⑦ □□□□

丸みを帯びた小さな雲が集まっている。

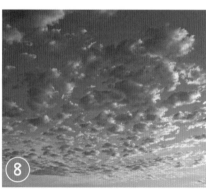
⑧ □□□□

❼よりもひとまわり大きく、厚みのある
雲が集まっている。

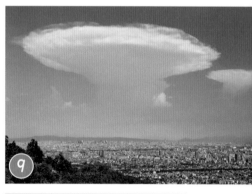
⑨ □□□□□

❶がさらに発達し、上部が対流圏界面
（約 10km 上空）に達して平たい。

答え ❶シ ❷ケ ❸タ ❹ウ ❺ク
❻オ ❼ア ❽セ ❾エ

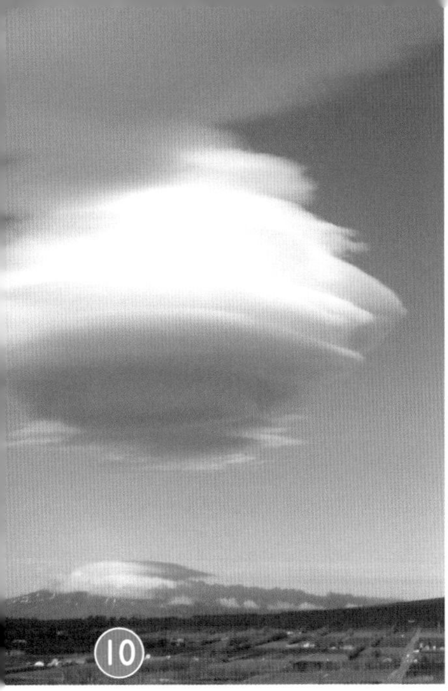

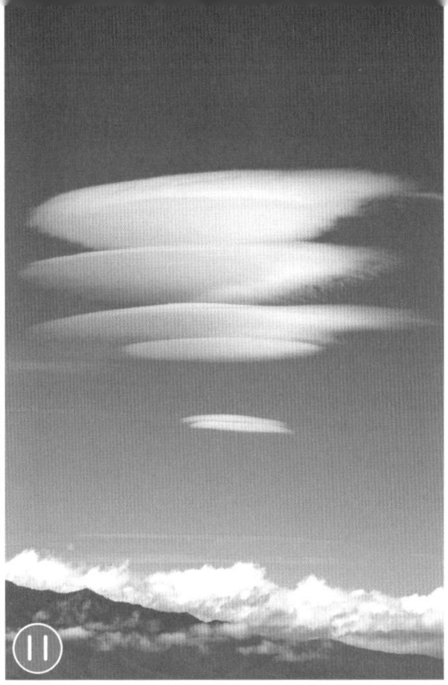

リスト

- ㋐ いわし雲（ぐも）
- ㋑ オーロラ
- ㋒ かさ雲（ぐも）
- ㋓ かなとこ雲（ぐも）
- ㋔ きり雲（ぐも）
- ㋕ 光環（こうかん）
- ㋖ 彩雲（さいうん）
- ㋗ さば雲（ぐも）
- ㋘ すじ雲（ぐも）
- ㋙ 竜巻（たつまき）
- ㋚ つるし雲（ぐも）
- ㋛ 入道雲（にゅうどうぐも）
- ㋜ ひこうき雲（ぐも）
- ㋝ ひつじ雲（ぐも）
- ㋞ レンズ雲（ぐも）
- ㋟ わた雲（ぐも）

10: 山を越えた風と、山を回り込んだ風がぶつかると発生する。

11: 横に平たく広がって見え、上空の風が強いときに現れる。

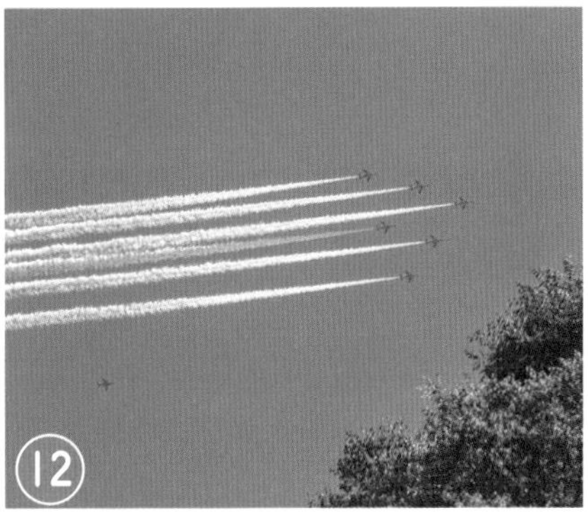

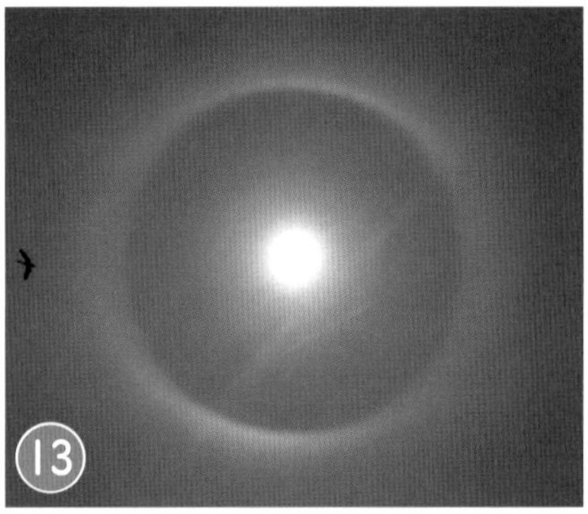

12: 飛行機のエンジンから出るちりや水蒸気が集まって発生する。

13: 太陽や月の光が、粒の大きさの揃った雲粒に当たって回折したときに発生する。

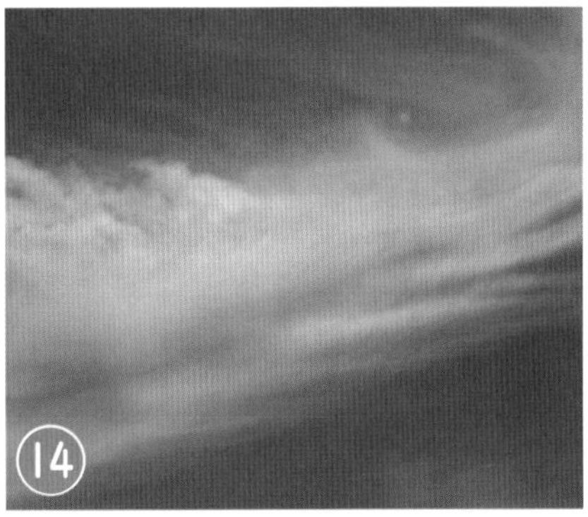

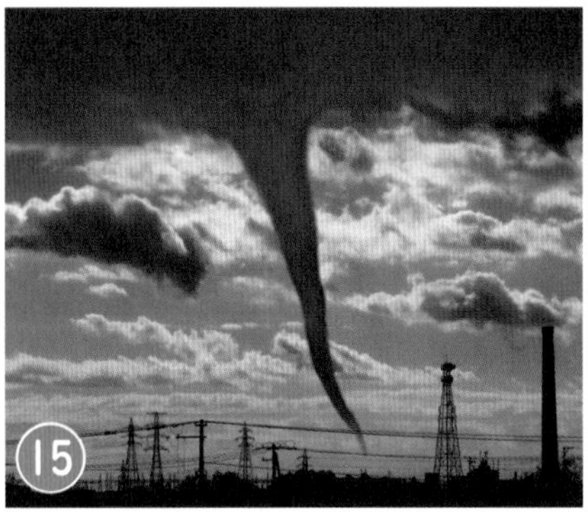

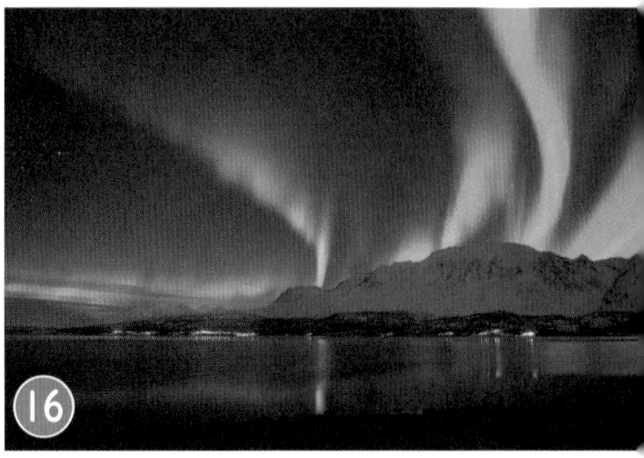

14: 太陽の光が、粒の大きさが不揃いの雲粒に当たって複数の色にわかれる。

15: 上空の気圧が下がり、地表の空気が吸い上げられて発生するうず。

16: 太陽から出た太陽風が、北極や南極上空の大気を刺激して出る光。

[答え] [10] ㋚　[11] ㋞　[12] ㋜　[13] ㋕　[14] ㋖　[15] ㋙　[16] ㋑

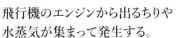

東海道五十三次

写真や浮世絵に当てはまる地名をリストから選んで書きましょう。

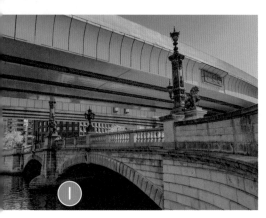

①

五街道の起点。橋は慶長8(1603)年にかけられ、現在のものは明治に完成したもので、木造から石造りにかけ替えられた。

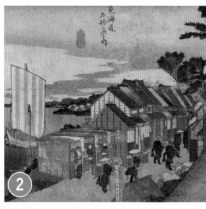

②

東海道、最初の宿場町。①を早朝にたつと日の出のころにここに着くといわれた。海に面して旅籠や茶屋が並ぶさまが描かれている。

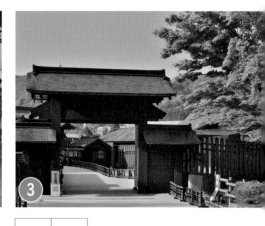

③

「入り鉄砲に出女」をはじめ身元や荷物を確認する、厳しい関所があった。東海道で最も標高が高く、峠越えの難所でもあった。

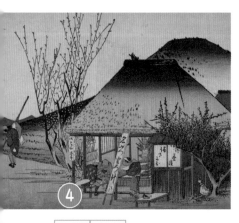

④

鞠子とも書かれた小さな宿場町。当時もあった「丁子屋」は、今も営業しており、名物のとろろ汁を提供している。

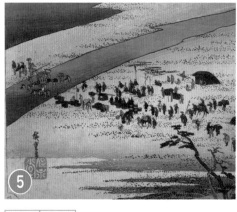

⑤

「越すに越されぬ大井川」とも歌われた難所、大井川の江戸側。人足に肩車をしてもらうなど、川幅約1.3kmを渡るのに人々は苦心した。

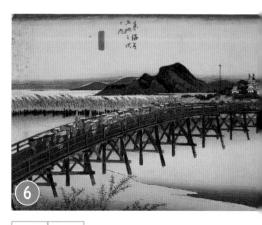

⑥

描かれている矢作橋は、東海道最長の橋。奥には徳川家康が誕生した城がある。八丁味噌の発祥の地としても知られる。

リスト：大津・水口・坂下・庄野・四日市・知鯉鮒・赤坂・吉田・白須賀・舞坂・見付　⑪〜⑥　石部・土山・亀山・石薬師・宮・藤川・御油・二川・新居・浜松・袋井

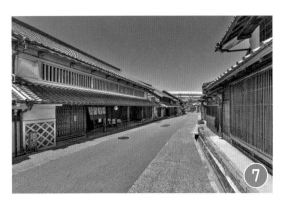

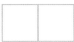

名物は有松絞という絞り染めで、旅の土産に喜ばれた。浮世絵のままの、立派な街並みが残る。

リスト

- ㋐ 岡崎（おかざき）
- ㋑ 草津（くさつ）
- ㋒ 桑名（くわな）
- ㋓ 三条大橋（さんじょうおおはし）
- ㋔ 品川（しながわ）
- ㋕ 島田（しまだ）
- ㋖ 関（せき）
- ㋗ 鳴海（なるみ）
- ㋘ 日本橋（にほんばし）
- ㋙ 箱根（はこね）
- ㋚ 丸子（まりこ）

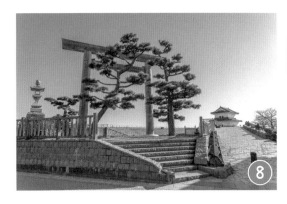

「その手は□□の焼き蛤」で知られる。写真は七里（しちり）の渡し跡。江戸側の隣の宿場、宮（みや）への海路、七里（約27km）を3〜6時間で渡した。

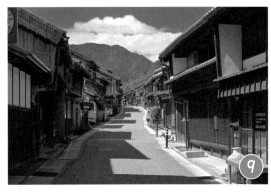

鈴鹿関（すずかのせき）が地名の由来。現在も1.8km続く宿場の町並みは、重要伝統的建造物群保存地区に選定されている。

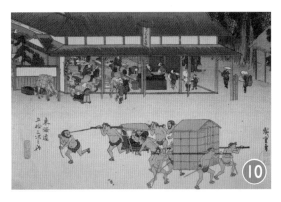

東海道と中山道（なかせんどう）の分岐の宿場で大いににぎわった。今も残る名物の姥（うば）が餅（もち）を食べる旅人が描かれている。

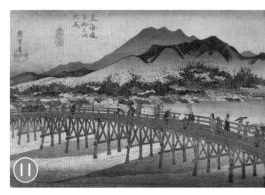

終点は、京都の鴨川（かもがわ）にかかるここ。浮世絵には、比叡山（ひえいざん）や清水寺（きよみずでら）が描かれている。

掛川（かけがわ）　金谷（かなや）⑤　岡部（おかべ）④　江尻（えじり）　由比（ゆい）　吉原（よしわら）　沼津（ぬまづ）　小田原（おだわら）③　平塚（ひらつか）　戸塚（とつか）　神奈川（かながわ）②①

日坂（にっさか）　藤枝（ふじえだ）　府中（ふちゅう）　興津（おきつ）　蒲原（かんばら）　原（はら）　三島（みしま）　大磯（おおいそ）　藤沢（ふじさわ）　保土ヶ谷（ほどがや）　川崎（かわさき）

歌川広重「東海道五拾三次」国立国会図書館蔵

答え　⑦㋗　⑧㋒　⑨㋖　⑩㋑　⑪㋓

Q8 日本の城

解いた日 ／

当てはまる城の名前をリストから選んで書きましょう。

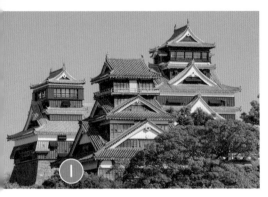

① ☐☐☐

隈本城などだった場所に加藤清正が築城。明治時代に西南戦争の戦場に。
（かとうきよまさ）

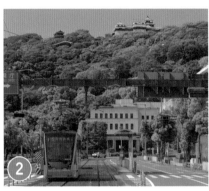

② ☐☐

街を見下ろす標高 132m の山頂にそびえる。伊予□□城とも呼ばれる。
（いよ）

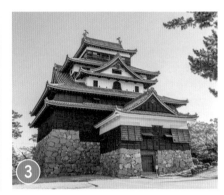

③ ☐☐☐

2015 年に国宝となった。茶人として知られる松平治郷などが治めていた。
（まつだいらはるさと）

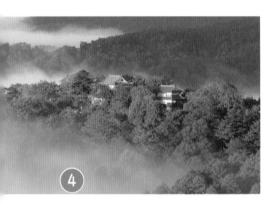

④ ☐☐☐☐☐

天守が現存する唯一の山城。標高 430m に建ち、天空の山城といわれる。

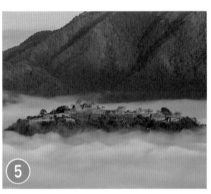

⑤ ☐☐

兵庫県朝来市の山地に美しい石垣が残り、日本のマチュピチュとも。
（あさご）

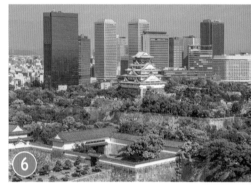

⑥ ☐☐☐☐

豊臣秀吉が天下統一の本拠地として築城したが、大坂夏の陣で落城した。
（とよとみひでよし）

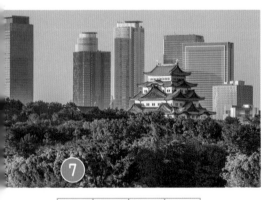

⑦ ☐☐☐☐

那古野城の跡地に徳川家康が築城。金の鯱で有名。
（とくがわいえやす）（しゃちほこ）

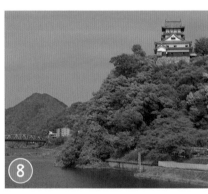

⑧ ☐☐

国宝の天守は現存する最古のものといわれ、名古屋のビル群も望める。

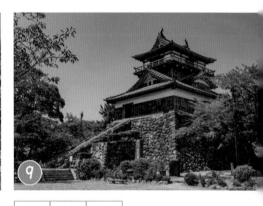

⑨ ☐☐☐

北陸地方で唯一の現存天守。一筆啓上…の、日本一短い手紙の碑がある。

16

 答え ① カ ② セ ③ シ ④ コ ⑤ ク ⑥ エ ⑦ ケ ⑧ イ ⑨ ソ

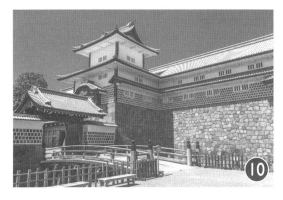

⑩

加賀百万石の前田家の居城。現存する石川門のほか、菱櫓や橋爪門などが復元されている。

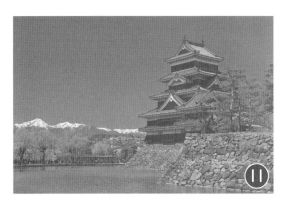

⑪

北アルプスを背景に、石川数正が築城した漆黒の城。大天守、乾小天守など5つの棟で形成された現存天守は、国宝となっている。

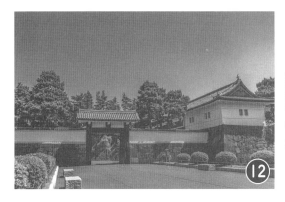

⑫

徳川家康が入城し、江戸幕府を開府。現在は皇居となっていて、写真は桜田門。

ア 会津若松城

イ 犬山城

ウ 江戸城

エ 大阪城

オ 金沢城

カ 熊本城

キ 五稜郭

ク 竹田城

ケ 名古屋城

コ 備中松山城

サ 弘前城

シ 松江城

ス 松本城

セ 松山城

ソ 丸岡城

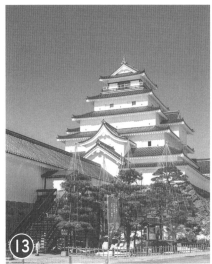

⑬

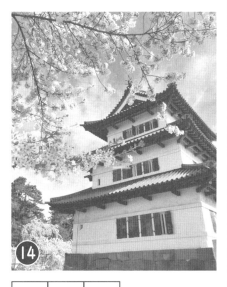

⑭

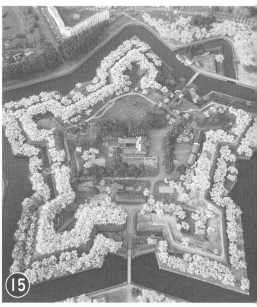

⑮

鶴ヶ城の別名を持つ東北屈指の名城。戊辰戦争の舞台となり、新政府軍の攻撃に1カ月持ちこたえた。

津軽氏の城は、国内有数の桜の名所に。りんご栽培の技術で、低い位置に花数多く開花する様は圧巻。

江戸末期に幕府が蝦夷地に造った星形の要塞。箱館戦争で旧幕府軍に占領された。写真は桜咲く季節。

答え　⑩オ　⑪ス　⑫ウ
⑬ア　⑭サ　⑮キ

思い出しクイズで脳の活動を高めましょう

諏訪東京理科大学教授　篠原菊紀

脳の中の知識を引き出すことで「想起力」が鍛えられる

　本書は、その昔、学校で習ったであろうことや、多くの経験で得た知識、少し前の世の中の出来事などを、クイズ形式で答えていくものです。このような問題を解くことは、脳の活動を高めるトレーニング、「脳トレ」にぴったりです。

　頭の中にあるさまざまな記憶や知識を引き出す脳の働きのことを「想起力」といいます。以前の出来事を思い出す、人の名前を思い出す、言葉を選び出すなど、日常的にとてもよく使われている力です。よく記憶力といいますが、脳に刻まれた記憶を引き出す想起力がなければ、記憶は役に立たないといってもよいでしょう。

　そのためこの想起力が衰えると、日常生活に不都合が生じます。少し前のことが思い出しにくくなり「さっきまで持っていたのに、どこに置いたか思い出せない」「鍋を火にかけたまま、すっかり忘れてしまう…」というような、困ったことが起きてしまうのです。

　その想起力を鍛える、とてもよいトレーニングになるのが、クイズで自分の知識や記憶を引き出すことです。本書ではさまざまな分野の問題をそろえたので、いろいろな記憶の引き出しから、どんどん答えを引き出していきましょう。

自身の状況やエピソードを思い出すことも想起力を高める

　自分の過去の体験や記憶を詳細に思い出すことも、想起力のとてもよいトレーニングです。

　本書では、昭和時代、平成時代のさまざまな分野をテーマとした出題も多くあります。問題を解きながら、そのころ、自分はどんな暮らしをしていたのか、また、ヒット曲やヒット商品などにまつわる自身のエピソードなどを、細かく思い出すのもおすすめです。誰と聞いた、買ってもらった、一緒に遊んだ、けんかになったなど、具体的にパートナーや、友人などと、思い出を語り合うのもよい刺激となるでしょう。

　また、想起力のトレーニングで大切なのは、ネガティブな気持ちにならないことです。テストをおこなうときに「年をとったから思い出せない」という気持ちでおこなうと、成績が落ちることがわかっています。クイズに挑戦して、もし間違えたとしても気落ちせず、前向きな気持ちで取り組むことが、脳を若返らせるでしょう。

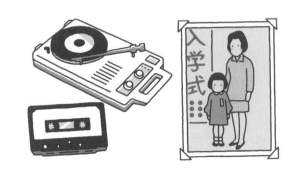

脳のメモ帳
ワーキングメモリをしっかり使う

年をとると、名前や言葉がなかなか出てこない、さっき言おうとしたことが思い出せないなど、短期的な記憶力、反応速度などが低下しがちです。しかし一方で、**大事な脳の力のひとつである知恵や知識、経験は、年齢とともに伸びていきます。**

そしてまた、年とともに低下しやすい脳の力も、頭をしっかり使い、運動をし、バランスのいい食事をとり、血圧などの健康管理をおこなえば、維持、向上できるとわかっています。本書は、その中の「頭を使う」脳トレのひとつとして、役立てていただけるでしょう。

「頭を使う」ということは、脳の「ワーキングメモリ」という機能をしっかり使うということです。**ワーキングメモリとは「何かを覚え（メモリ）、処理をする（ワーキング）」こと**。たとえば、「思い出しクイズ」という言葉を覚えてください。そして目を閉じて、「思い出しクイズ」を逆から言ってみます。

このとき、「思い出しクイズ」を覚え（メモリ）、目を閉じて言う（ワーキング）という複数の課題がおこなわれます。

ワーキングメモリとは、このような「脳内のメモ帳」を使って作業する機能で、私たちは日々、ワーキングメモリを使って考えて働き、段取りを組んだり、人とのコミュニケーションをとったりしています。そして、クイズを解くときにもワーキングメモリが大いに使われるのです。

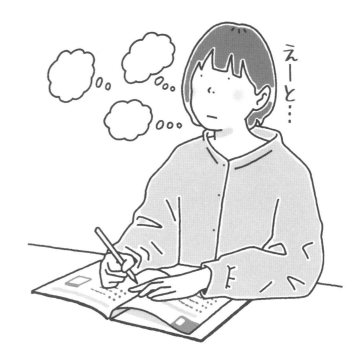

脳トレは成績のよしあしでなく
やることが大切

脳の活動を調べると、慣れないことに挑戦したときや苦労しているときに、ワーキングメモリにかかわる脳の前頭前野という部分が強く活性化します。しかし、その頭の使い方に慣れてくると鎮静化していき、脳活性にはつながらなくってしまいます。毎日、習慣的になった活動をしているだけでは、脳は鍛えられないということです。そこで、本書のような、非日常的な刺激となる脳トレが有効なのです。ワーキングメモリは、脳トレをおこなった分だけ機能強化につながります。

また、**脳トレでは、成績のよい悪いは関係ありません**。むしろ悪いほうがトレーニングのしがいがあるといえます。ふだん使わない脳を活性化するには、苦手なことや、めんどうだと思うことをするほうが刺激になるからです。**脳に負担をかける、トライすることが大切**なので、前向きにクイズに取り組んで、頭をしっかり使いましょう。

CONTENTS
目　次

巻頭カラー

Q 1　日本の世界遺産 2

Q 2　世界の世界遺産 4

Q 3　東日本の地形と自然 6

Q 4　西日本の地形と自然 8

Q 5　植物の名前 10

Q 6　雲の名前と気象現象 12

Q 7　東海道五十三次 14

Q 8　日本の城 16

○はじめに 18

○この本の使い方 22

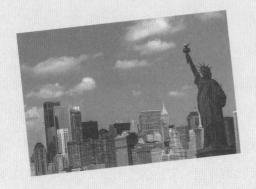

第1章　教養

Q 1　近代文学と作家 24

Q 2　百人一首 26

Q 3　文学作品 28

Q 4　全国の神社仏閣 30

Q 5　天体・天気 32

Q 6　生物 34

Q 7　化学 36

Q 8　数学 38

Q 9　裁縫と料理 40

Q10　スポーツ 42

Q11　芸術作品と作家 44

Q12　音楽① 46

Q13　音楽② 48

第2章　熟語・ことわざ

Q 1　四字熟語① 50

Q 2　四字熟語② 52

Q 3　四字熟語③ 54

Q 4　慣用句① 56

Q 5　慣用句② 58

Q 6　注意したい言葉 60

Q 7　ことわざ① 62

Q 8　ことわざ② 64

第3章 昭和・平成の出来事

Q1　昭和・平成の建造物 ················ 66

Q2　昭和・平成のヒット商品 ············ 68

Q3　昭和・平成の重大ニュース ········ 70

Q4　昭和・平成の政治家・実業家 ······· 72

Q5　懐かしい昭和の暮らし ··············· 74

Q6　昭和の映画とスター ·················· 76

Q7　昭和のテレビ番組 ···················· 78

Q8　昭和のヒット曲 ························ 80

Q9　懐かしの洋画 ························· 82

Q10　昭和・平成のスポーツニュース ······· 84

Q11　平成・昭和の流行語 ················ 86

Q12　昭和・平成のヒット食品 ············ 88

Q13　平成の映画とテレビ番組 ·········· 90

Q14　平成・昭和のベストセラー ········· 92

Q15　昭和・平成の事件とニュース ····· 94

Q16　昭和・平成の海外ニュース ········ 96

第4章 社会・歴史

Q1　幕末から近代に活躍した人々 ····· 98

Q2　日本の歴史を彩る人々 ·············· 100

Q3　古事記・日本書紀 ················· 102

Q4　平安時代の出来事と文化 ········· 104

Q5　戦国時代の出来事 ················· 106

Q6　江戸時代の出来事と暮らし ······· 108

Q7　江戸時代の職業 ···················· 110

Q8　幕末・明治の出来事 ··············· 112

Q9　世界の政治家 ······················ 114

Q10　日本の総理大臣 ··················· 116

スペシャル問題

Q1　大河ドラマの主演俳優 ·············· 118

Q2　歴代の徳川将軍 ···················· 120

Q3　昭和のフォークソング ·············· 121

Q4　日本の観光地 ······················ 122

Q5　昭和生まれの家電 ················· 124

Q6　日本のメダリスト ·················· 126

○スペシャル問題　答え ·············· 127

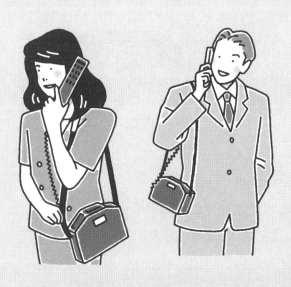

この本の使い方

問題は「教養」「熟語・ことわざ」「昭和・平成の出来事」「社会・歴史」の
4つのテーマに分かれていて、最後にパズルの「スペシャル問題」もあります。
その日の気分にあわせて好きな問題に挑戦しましょう。

リスト
答えはこのリストから選びます。余る言葉はありません。言葉の前についているカタカナは、答えあわせ用の記号です。解答欄には書き込みません。

解いた日
クイズを解いた日付を書きます。

クイズ名
クイズのテーマがひと目でわかります。

解答欄
リストから選んだ答えを書き込みます。文字を書くことも脳トレのひとつです。省略しないでしっかり書きましょう。

答え
そのページの問題の答えです。リストのカタカナの記号で掲載しています。

*本書の問題の形式はさまざまですが、どの問題も答えはリストから選び、
解答欄のマス目に書き込みます。1マスに1文字入ります。

第1章

教養

文学、理科、数学、家庭科、芸術など
さまざまな分野のクイズです。
学校で習ったことを覚えているでしょうか？
さあ、記憶を呼び覚ましましょう。

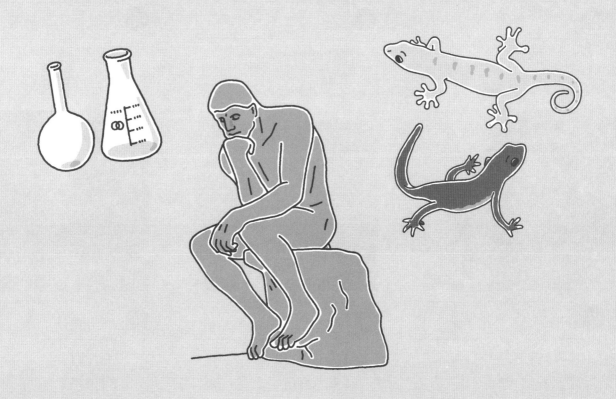

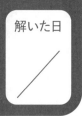

近代文学と作家

 解いた日 ／

著名な文学者の写真と、その作品です。当てはまる人名をリストから選んで書きましょう。

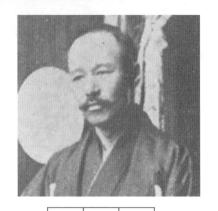

❶ ☐☐☐

『舞姫』
（まいひめ）
『高瀬舟』
（たかせぶね）

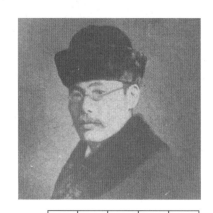

❷ ☐☐☐☐

『浮雲』
（うきぐも）
『あひびき』（翻訳）

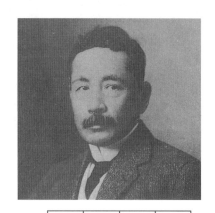

❸ ☐☐☐☐

『三四郎』
（さんしろう）
『それから』

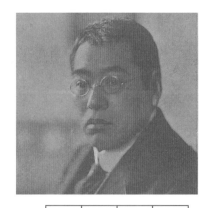

❹ ☐☐☐☐

『不如帰』
（ほととぎす）
『自然と人生』
（しぜん じんせい）

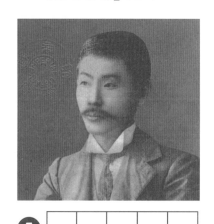

❺ ☐☐☐☐

『武蔵野』
（むさしの）
『運命論者』
（うんめいろんじゃ）

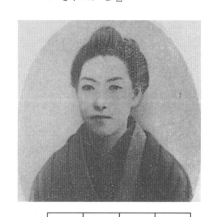

❻ ☐☐☐☐

『にごりえ』
『たけくらべ』

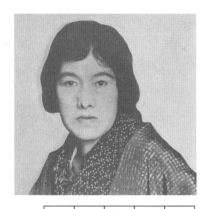

❼ ☐☐☐☐☐

『みだれ髪』
（がみ）
『恋衣』（共著）
（こいごろも）

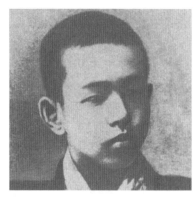

❽ ☐☐☐☐

『一握の砂』
（いちあく すな）
『悲しき玩具』
（かなし がんぐ）

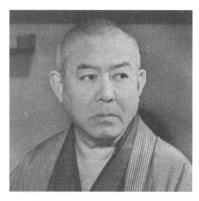

❾ ☐☐☐☐☐

『刺青』
（しせい）
『細雪』
（ささめゆき）

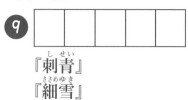

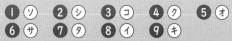

答え ❶ソ ❷シ ❸コ ❹ク ❺オ ❻サ ❼タ ❽イ ❾キ

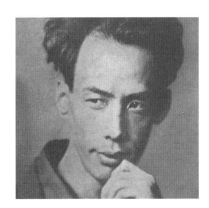

⑩ ☐☐☐☐☐

『羅生門（らしょうもん）』
『蜘蛛の糸（くものいと）』

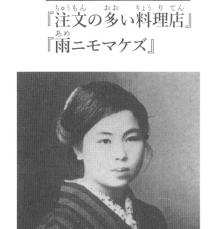

⑪ ☐☐☐☐

『注文の多い料理店（ちゅうもんのおおいりょうりてん）』
『雨ニモマケズ（あめ）』

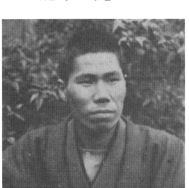

⑫ ☐☐☐☐☐

『檸檬（れもん）』
『城のある町にて（しろ まち）』

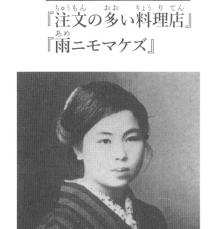

⑬ ☐☐☐☐☐

『大漁（たいりょう）』
『私と小鳥と鈴と（わたし ことり すず）』

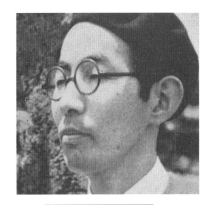

⑭ ☐☐☐

『風立ちぬ（かぜた）』
『菜穂子（なおこ）』

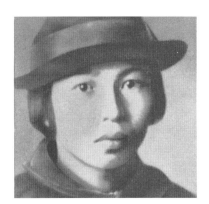

⑮ ☐☐☐☐

『山羊の歌（やぎ うた）』
『在りし日の歌（あ ひ うた）』

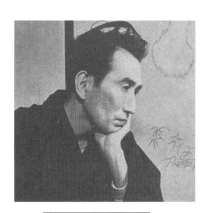

⑯ ☐☐☐

『斜陽（しゃよう）』『人間失格（にんげんしっかく）』

写真はすべて国立国会図書館蔵

答え ⑩ア ⑪セ ⑫ウ ⑬エ
⑭ス ⑮ケ ⑯カ

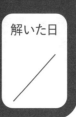

Q2 百人一首

解いた日 ／

歌に当てはまる言葉や一節をリストから選んで書きましょう。

恋の歌

❶ あしびきの　山鳥の尾の　しだり尾の
ながながし □ を　ひとりかも寝む （柿本人麻呂）

❷ みちのくの　しのぶもぢずり □ ゆゑに
乱れそめにし　われならなくに （河原左大臣）

❸ しのぶれど □ にいでにけり　わが恋は
物や思ふと　人のとふまで （平兼盛）

❹ □ すてふ　わが名はまだき　立ちにけり
人しれずこそ　思ひそめしか （壬生忠見）

❺ 逢ひみての　のちの心に　くらぶれば
□ は物を　思はざりけり （権中納言敦忠）

❻ □ がため　惜しからざりし　いのちさへ　長くもがなと　思ひけるかな （藤原義孝）

❼ あらざらむ　この □ のほかの　思ひ出に　いまひとたびの　あふこともがな （和泉式部）

❽ □ をはやみ　岩にせかるる　滝川の　われても末に　あはむとぞ思ふ （崇徳院）

❾ ながからむ □ も知らず　黒髪の　乱れてけさは　ものをこそ思へ （待賢門院堀河）

❿ □ の緒よ　たえなばたえね　ながらへば　忍ぶることの　弱りもぞする （式子内親王）

⓫ こぬ人を　まつほの □ の　夕なぎに　焼くやもしほの　身もこがれつつ （権中納言定家）

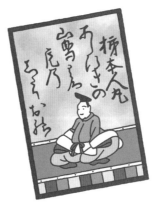

リスト

ⓐ 色（いろ）
ⓘ 浦（うら）
ⓤ 君（きみ）
ⓔ 恋（こい）
ⓞ 心（こころ）
ⓚ 瀬（せ）
ⓠ 玉（たま）
ⓦ 誰（たれ）
ⓛ 昔（むかし）
ⓢ 夜（よ）
ⓡ 世（よ）

答え　❶コ　❷ク　❸ア　❹エ　❺ケ　❻ウ
❼サ　❽カ　❾オ　❿キ　⓫イ

季節の歌

1 □□□□ うつりにけりな　いたづらに
わが身よにふる　ながめせしまに　（小野小町）

2 君がため　春の野にいでて　若菜つむ
□□□□□ 雪はふりつつ　（光孝天皇）

3 ひさかたの □□□□□ 春の日に
しづ心なく　花のちるらむ　（紀友則）

4 いにしへの　奈良の都の　八重桜
□□□□□ にほひぬるかな　（伊勢大輔）

5 春すぎて　夏来にけらし　白妙の
□□□□□ 天の香具山　（持統天皇）

6 □□□□□ 鳴きつる方を　ながむれば
ただありあけの　月ぞ残れる　（後徳大寺左大臣）

7 □□□□ かりほの庵の　苫をあらみ　わが衣手は　露にぬれつつ　（天智天皇）

8 奥山に　もみぢふみわけ　なく鹿の □□□□□□
秋はかなしき　（猿丸大夫）

9 ちはやぶる　神代も聞かず　竜田川
□□□□□□□ 水くくるとは　（在原業平朝臣）

10 □□□□□ うちいでて見れば　白妙の　富士の高嶺に　雪はふりつつ　（山部赤人）

11 □□□□ ありあけの月と　見るまでに　吉野の里に　ふれる白雪　（坂上是則）

12 淡路島　かよふ千鳥のなく声に　幾夜ねざめぬ □□□□□　（源　兼昌）

リスト

[ア] 秋の田の
[イ] 朝ぼらけ
[ウ] からくれなゐに
[エ] けふ九重に
[オ] 衣ほすてふ
[カ] 声聞くときぞ
[キ] 須磨の関守
[ク] 田子の浦に
[ケ] 花の色は
[コ] 光のどけき
[サ] ほととぎす
[シ] わが衣手に

答え
1 [ケ]　2 [シ]　3 [コ]　4 [エ]　5 [オ]　6 [サ]
7 [ア]　8 [カ]　9 [ウ]　10 [ク]　11 [イ]　12 [キ]

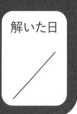
文学作品

古典と近代の文学作品の一部です。当てはまる作品名をリストから選んで書きましょう。

古典作品

❶ 多摩川に　さらす手作り　さらさらに
何そこの児の　ここだかなしき (東歌)

❷ 今は昔、竹取の翁といふものありけり。

❸ むかし、をとこ有りけり。東の五条わたりに
いと忍びていきけり。

❹ 男もすなる日記といふものを、女もして
みむとてするなり。

❺ 春はあけぼの。やうやう白くなりゆく、
山際すこしあかりて、紫だちたる雲の
細くたなびきたる。

❻ いづれの御時にか、女御更衣あまた
さぶらひたまひける中に…

❼ 東路の道の果てよりも、なほ奥つ方に
生ひいでたる人…

❽ 今は昔、摂津国のほとりより、
盗みせんがために京に上りける男の…

❾ ゆく河の流れは絶えずして、
しかももとの水にあらず。

❿ 祇園精舎の鐘の声、諸行無常の響きあり。沙羅双樹の花の色、
盛者必衰のことわりをあらはす。

⓫ つれづれなるままに日暮らしすずりに向かひて、心にうつりゆく
よしなし事を…

⓬ 月日は百代の過客にして、行きかふ年もまた旅人なり。

リスト

- ㋐ 伊勢物語
- ㋑ 奥の細道（松尾芭蕉）
- ㋒ 源氏物語（紫式部）
- ㋓ 今昔物語集
- ㋔ 更級日記（菅原孝標女）
- ㋕ 竹取物語
- ㋖ 徒然草（吉田兼好）
- ㋗ 土佐日記（紀貫之）
- ㋘ 平家物語
- ㋙ 方丈記（鴨長明）
- ㋚ 枕草子（清少納言）
- ㋛ 万葉集

答え ❶ ㋛　❷ ㋕　❸ ㋐　❹ ㋗　❺ ㋚　❻ ㋒
❼ ㋔　❽ ㋓　❾ ㋙　❿ ㋘　⓫ ㋖　⓬ ㋑

近代作品

1 夜の帳にささめき尽きし星の今を
下界の人の鬢のほつれよ

□□□□

2 親譲りの無鉄砲で小供の時から
損ばかりしている。

□□□□

3 山の手線の電車に跳ね飛ばされて
けがをした、その後養生に…

□□□□

4 ある日のことでございます。お釈迦様は
極楽の蓮池のふちを…

□□□□

5 まだあげ初めし前髪の／林檎のもとに見えしとき

□□

6 えたいの知れない不吉な塊が私の心を始終
圧（おさ）えつけていた。

□□

7 幾時代かがありまして
茶色い戦争ありました

□□□□

8 道がつづら折りになって、いよいよ
天城峠に近づいたと思う頃…

□□□□□

9 どっどど　どどうど　どどうど　どどう
青いくるみも吹きとばせ
すっぱいかりんも吹きとばせ

□□□□

10 十月×日　一尺四方の四角な天窓を眺めて、
始めて紫色に澄んだ空を見た。

□□□

11 『おい地獄（え）さ行ぐんだで！』
二人はデッキの手すりに寄りかかって…

□□□

12 いやなんです／あなたのいつてしまふのが──

□□□

13 恥の多い生涯を送って来ました。自分には、
人間の生活というものが、見当つかないのです。

□□□

リスト

- **ア** 伊豆の踊子（いず　おどりこ）
（川端康成　かわばたやすなり）
- **イ** 風の又三郎（かぜ　またさぶろう）
（宮沢賢治　みやざわけんじ）
- **ウ** 蟹工船（かにこうせん）
（小林多喜二　こばやしたきじ）
- **エ** 城の崎にて（き　さき）
（志賀直哉　しがなおや）
- **オ** 蜘蛛の糸（くも　いと）
（芥川龍之介　あくたがわりゅうのすけ）
- **カ** サーカス
（中原中也　なかはらちゅうや）
- **キ** 智恵子抄（ちえ　こしょう）
（高村光太郎　たかむらこうたろう）
- **ク** 人間失格（にんげんしっかく）
（太宰治　だざいおさむ）
- **ケ** 初恋（はつこい）
（島崎藤村　しまざきとうそん）
- **コ** 放浪記（ほうろうき）
（林芙美子　はやしふみこ）
- **サ** 坊っちゃん（ぼ）
（夏目漱石　なつめそうせき）
- **シ** みだれ髪（がみ）
（与謝野晶子　よさのあきこ）
- **ス** 檸檬（れ　もん）
（梶井基次郎　かじいもとじろう）

答え　**1**シ　**2**サ　**3**エ　**4**オ　**5**ケ　**6**ス　**7**カ
8ア　**9**イ　**10**コ　**11**ウ　**12**キ　**13**ク

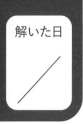

全国の神社仏閣

当てはまる名称をリストから選んで書きましょう。

神社

❶ 徳川家康を祀る 　　　　　（栃木県）は、

「見ざる言わざる聞かざる」の三猿などの彫刻などでも有名。

❷ 　　　　　（神奈川県）は源 頼朝が現在の場所に

遷座。鎌倉幕府3代将軍 源 実朝はここで暗殺されたとも。

❸ 信玄を祀った 　　　　　（山梨県）は、

躑躅ヶ崎館跡に大正8(1919)年に創建された。

❹ 三種の神器のひとつ草薙剣を祀る 　　　　　（愛知県）は、

織田信長が戦勝祈願をしたことでも有名。

❺ 　　　　　（三重県）の正式名称は「神宮」。

ご神体は三種の神器のひとつである八咫鏡。

❻ 菅原道真を祀る 　　　　　（京都府）は、実在の人物を祀った最初の
神社といわれる。

❼ 平清盛が社殿を建造した 　　　　　（広島県）は、日本三景のひとつで世界遺産
の宮島に鎮座する。

❽ 古代の神社建築様式を伝える 　　　　　（島根県）。10月には八百万の神々が
集まる。

❾ 「シュラシュシュシュ」と民謡にうたわれる 　　　　　（香川県）。
海運の神として信仰が厚い。

❿ 平成29(2017)年、世界遺産に登録された 　　　　　（福岡県）には、一般で
は参拝できない沖津宮がある。

⓫ 全国の八幡宮の総本山 　　　　　（大分県）では、二拝四拍手一拝が作法。

リスト

- (ア) 熱田神宮
- (イ) 出雲大社
- (ウ) 伊勢神宮
- (エ) 厳島神社
- (オ) 宇佐神宮
- (カ) 北野天満宮
- (キ) 金刀比羅宮
- (ク) 武田神社
- (ケ) 鶴岡八幡宮
- (コ) 日光東照宮
- (サ) 宗像大社

答え ❶コ ❷ケ ❸ク ❹ア ❺ウ ❻カ ❼エ ❽イ ❾キ ❿サ ⓫オ

寺

1 平泉藤原家ゆかりの □□□（岩手県）には、国宝の金色堂などが残る。

2 松尾芭蕉（まつおばしょう）が奥の細道の旅で訪れた、通称 □□（山形県）。「閑さや岩にしみ入る蝉の声」の句を詠んだとされる。

3 伊達家の菩提寺 □□□（宮城県）には、伊達政宗（だてまさむね）像や、ゆかりの品が納められている。

4 歴代の市川團十郎（いちかわだんじゅうろう）が信仰している □□□□□□（千葉県）。本尊は空海（くうかい）が刻んだ不動明王。

5 徳川家康の命で創建された □□□（東京都）には、浅野内匠頭（あさのたくみのかみ）や赤穂浪士（あこうろうし）の墓がある。

6 一生に一度は参れといわれた □□□（長野県）。暗闇の中を手探りでお参りするお戒壇（かいだん）巡りが人気。

7 三大稲荷のひとつ □□□□（愛知県）は神社ではなく寺院。東京に大岡忠相（おおおかただすけ）が勧進した別院がある。

8 道元（どうげん）が創建した □□□（福井県）は曹洞宗の大本山で厳しい修行の場。常に多くの僧が修行している。

9 空海が開いた □□□□□□□（和歌山県）では今でも空海のための食事が作られ続けている。

10 聖武（しょうむ）天皇の勅願で創建された □□□（滋賀県）。紫式部（むらさきしきぶ）がここで源氏物語を書いたという説も。

11 最澄（さいちょう）が開山した □□□□□□（滋賀県）は、織田信長が焼き討ちし、全焼した歴史を持つ。

12 推古（すいこ）天皇と聖徳太子（しょうとくたいし）によって完成した □□□（奈良県）。金堂と五重塔は世界最古の木造建築物とされる。

リスト

- ㋐ 石山寺（いしやまでら）
- ㋑ 永平寺（えいへいじ）
- ㋒ 高野山金剛峯寺（こうやさんこんごうぶじ）
- ㋓ 瑞巌寺（ずいがんじ）
- ㋔ 泉岳寺（せんがくじ）
- ㋕ 善光寺（ぜんこうじ）
- ㋖ 中尊寺（ちゅうそんじ）
- ㋗ 豊川稲荷（とよかわいなり）
- ㋘ 成田山新勝寺（なりたさんしんしょうじ）
- ㋙ 比叡山延暦寺（ひえいざんえんりゃくじ）
- ㋚ 法隆寺（ほうりゅうじ）
- ㋛ 山寺（やまでら）

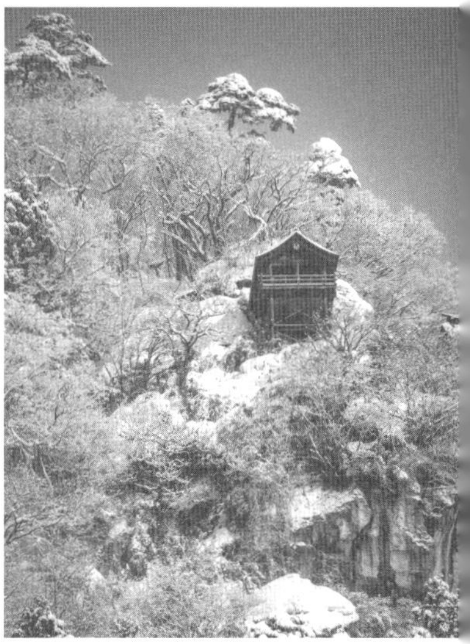

雪景色の[2]。

答え
1 ㋖　2 ㋛　3 ㋓　4 ㋘　5 ㋔　6 ㋕
7 ㋗　8 ㋑　9 ㋒　10 ㋐　11 ㋙　12 ㋚

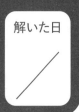

Q5 天体・天気

解いた日 ／

左ページは当てはまる言葉を、右ページは記号が表すものを、リストから選んで書きましょう。

天体

1 水星、金星、地球、火星、木星、天王星、海王星などで構成されるのは □□□。

2 1を含む多数の恒星で構成されているのは □□□。

3 地球が太陽のまわりを回ると考えるのは □□□。

4 地球のまわりを星が回ると考えるのは □□□。

5 日食のうち、太陽がすべて月で隠れるのは □□ 日食。

6 日食のうち、太陽が輪になって見えるのは □□ 日食。

7 月食とは、月が □□ の影に入ること。

8 太陽系の惑星でいちばん小さいのは □□。

9 太陽系の惑星でいちばん大きいのは □□。

10 北極星は □□□□ の中の星。

11 北極星の近くに見える北斗七星は □□□□□ の中の星。

12 赤道と平行に引かれ、夏至に太陽がこの線上の真上に達する緯線は □□□ 線。

13 赤道と平行に引かれ、冬至に太陽がこの線上の真上に達する緯線は □□□ 線。

リスト

- ㋐ おおぐま座(ざ)
- ㋑ 皆既(かいき)
- ㋒ 北回帰(きたかいき)
- ㋓ 銀河系(ぎんがけい)
- ㋔ 金環(きんかん)
- ㋕ こぐま座(ざ)
- ㋖ 水星(すいせい)
- ㋗ 太陽系(たいようけい)
- ㋘ 地球(ちきゅう)
- ㋙ 地動説(ちどうせつ)
- ㋚ 天動説(てんどうせつ)
- ㋛ 南回帰(みなみかいき)
- ㋜ 木星(もくせい)

答え 1㋗ 2㋓ 3㋙ 4㋚ 5㋑ 6㋔ 7㋘ 8㋖ 9㋜ 10㋕ 11㋐ 12㋒ 13㋛

天気記号

リスト

- ⑦ 雨 (あめ)
- ④ あられ
- ⑦ 煙霧 (えんむ)
- ⑤ 温暖前線 (おんだんぜんせん)
- ⑦ 快晴 (かいせい)
- ⑦ 雷 (かみなり)
- ⑦ 雷強し (かみなりつよ)
- ⑦ 寒冷前線 (かんれいぜんせん)
- ⑦ 霧 (きり)
- ⑦ 霧雨 (きりさめ)
- ⑦ くもり
- ⑦ 地ふぶき (じ)
- ⑦ 停滞前線 (ていたいぜんせん)
- ⑦ 晴 (はれ)
- ⑦ ひょう
- ⑦ みぞれ
- ⑦ 雪 (ゆき)

❶ 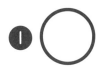 □□

❷ □

❸ □□□

❹ □

❺ 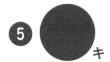 キ □□

❻ □

❼ □

❽ □□□

❾ □□□

❿ □□□

⓫ □

⓬ ツ □□□

⓭ □□

⓮ □□□□

⓯  □□□□

⓰ 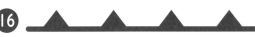 □□□□

⓱ 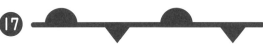 □□□□

答え
❶オ ❷セ ❸サ ❹ア ❺コ ❻ケ ❼チ ❽タ ❾イ
❿ソ ⓫カ ⓬キ ⓭ウ ⓮シ ⓯エ ⓰ク ⓱ス

33

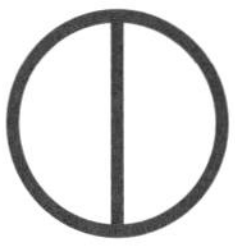

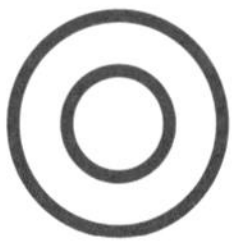

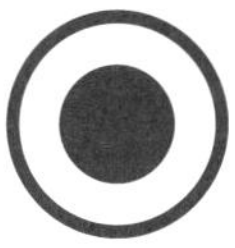

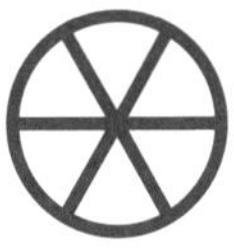

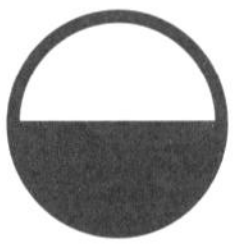

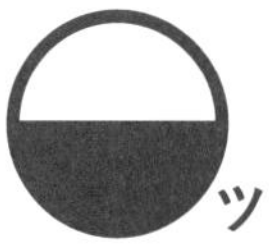

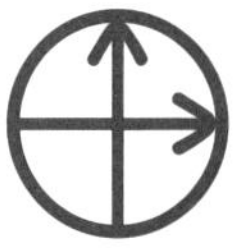

Q6 生物

解いた日 ／

当てはまる言葉をリストから選んで書きましょう。

植物

リスト

- ㋐ アサガオ
- ㋑ イネ
- ㋒ 果実（かじつ）
- ㋓ 光合成（こうごうせい）
- ㋔ コケ
- ㋕ 種子植物（しゅししょくぶつ）
- ㋖ 受粉（じゅふん）
- ㋗ 平行脈（へいこうみゃく）
- ㋘ マツ
- ㋙ 網状脈（もうじょうみゃく）
- ㋚ 葉脈（ようみゃく）
- ㋛ 葉緑体（ようりょくたい）
- ㋜ リンゴ

❶ 花を咲かせて子孫を殖やす植物を □□□□ という。

❷ 種子をつくらない植物には、シダ植物や □□ 植物などがある。

❸ □□□ やヒマワリのように子房の中に種子（胚珠）があるのが被子（ひし）植物。

❹ イチョウや □□ のように、種子（胚珠）がむき出しになっているのが裸子（らし）植物。

❺ めしべの先端（柱頭）に花粉がつくことが □□ 。

❻ 受粉すると子房がふくらみ、□□ となる。

❼ □□□□ やアブラナのように最初の葉（子葉）が2枚なのが双子葉（そうしよう）植物。

❽ チューリップや □□ のように最初の葉（子葉）が1枚なのが単子葉（たんしよう）植物。

❾ 葉に見られる筋を □□ という。

❿ 単子葉植物の葉脈は □□□ 。

⓫ 双子葉植物の葉脈は □□□ 。

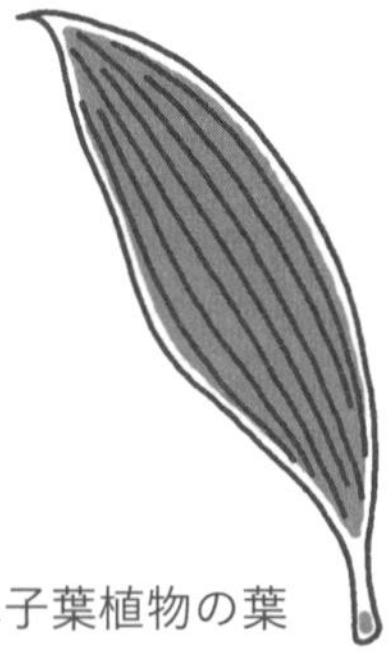

単子葉植物の葉

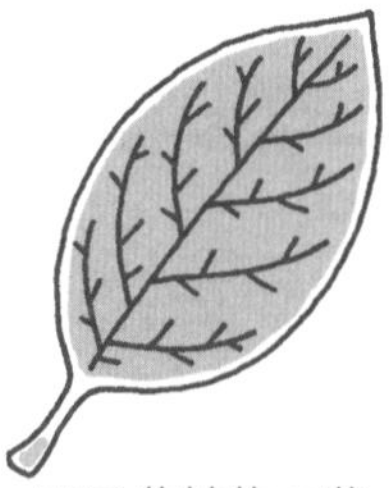

双子葉植物の葉

⓬ 植物が光エネルギーを使って養分を作り出すことを □□□ という。

⓭ ⓬は、葉の細胞にある □□□ という部分で行われる。

[答え] ❶㋕ ❷㋔ ❸㋜ ❹㋘ ❺㋖ ❻㋒ ❼㋐ ❽㋑ ❾㋚ ❿㋗ ⓫㋙ ⓬㋓ ⓭㋛

動物

1 ヒトや魚など背骨のある動物は [　][　] 動物。

2 カニ、イカ、貝、昆虫など背骨のない動物は [　][　][　] 動物。

3 ヒト、ゾウ、ネズミ、[　][　][　] など乳で子を育てるのは哺乳類。

4 カエル、[　][　][　] など、水中、陸上どちらでも生きられるのは両生類。

5 カメ、ヘビ、[　][　][　] など、うろこや甲羅で覆われ、陸上で暮らすのは爬虫類。

6 水中の酸素をとり入れる魚類と両生類（幼児期）は [　][　] 呼吸。

7 空気中の酸素をとり入れる哺乳類、鳥類、爬虫類、両生類（親）は [　] 呼吸。

8 魚類や爬虫類、両生類は [　][　] 動物。

9 哺乳類や鳥類は [　][　] 動物。

10 アメーバ、ゾウリムシは、[　][　] 生物。

11 ミドリムシは [　][　][　] を動かして動く。

12 ゾウリムシは [　][　][　] を動かして動く。

13 [　][　][　] のように、卵→幼虫→さなぎ→成虫と、さなぎの段階を経て成虫になるのは完全変態。

14 [　][　][　] のように、幼虫がさなぎにならずに成虫になるのは不完全変態。

リスト

- ㋐ イモリ
- ㋑ エラ
- ㋒ クジラ
- ㋓ 恒温（こうおん）
- ㋔ 脊椎（せきつい）
- ㋕ せん毛（もう）
- ㋖ 単細胞（たんさいぼう）
- ㋗ チョウ
- ㋘ 肺（はい）
- ㋙ バッタ
- ㋚ 変温（へんおん）
- ㋛ べん毛（もう）
- ㋜ 無脊椎（むせきつい）
- ㋝ ヤモリ

ヤモリ

イモリ

Q7 化学

解いた日 ／

イラストや問いに当てはまる名称や言葉を、リストから選んで書きましょう。

実験の道具

1
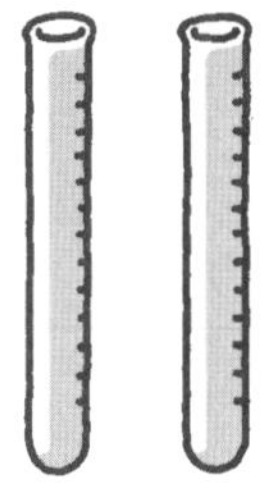

2
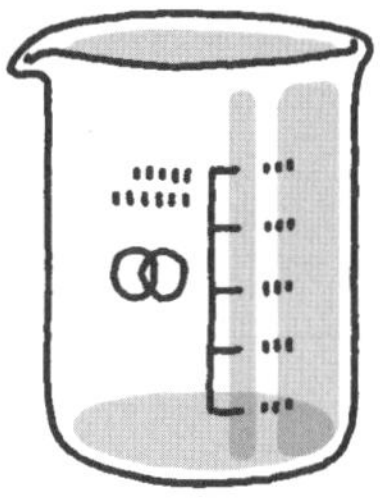

3
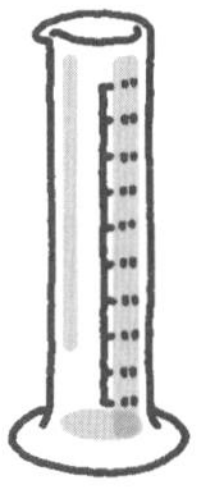

4
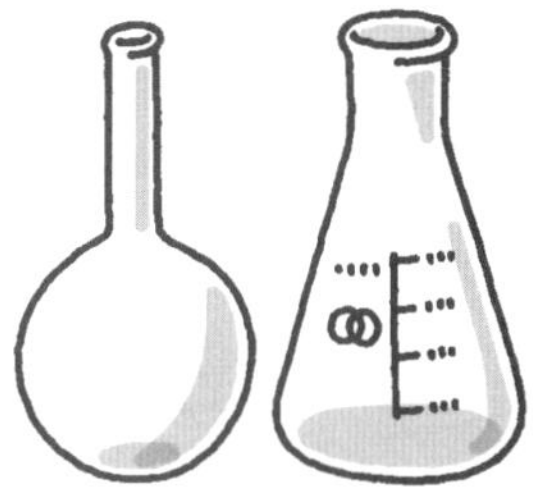

5
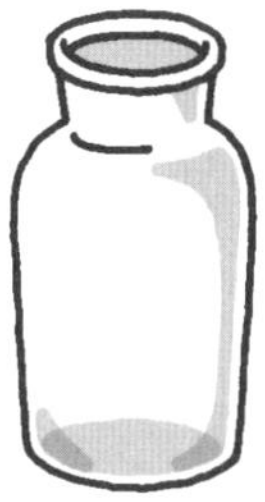

リスト

- [ア] アルコールランプ
- [イ] 試験管(しけんかん)
- [ウ] シャーレ
- [エ] 集気(しゅうき)びん
- [オ] 乳鉢(にゅうばち)
- [カ] ビーカー
- [キ] ピペット
- [ク] フラスコ
- [ケ] 分銅(ふんどう)
- [コ] メスシリンダー

6 微生物などを培養する平皿。発明者の名をとってペトリとも呼ぶ。

7 理科の実験では、金網をのせた三脚台の下に置いて使用することがほとんど。

8 液体を吸って計量や移動に使用。東京駒込(こまごめ)病院院長が考案したスポイト式のものは「駒込□□□□」という。

9 薬品など、固体をすりつぶしたりまぜたりするのに用いる。

10 上皿天びんで重さを測るときに使う。

答え 1 [イ] 2 [カ] 3 [コ] 4 [ク] 5 [エ] 6 [ウ] 7 [ア] 8 [キ] 9 [オ] 10 [ケ]

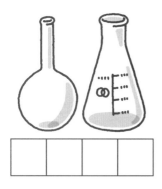

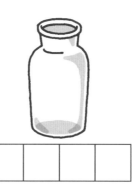

化学用語

❶ 液体が気体になること。 □□

❷ 固体から液体を経ないで直接気体になること。 □□

❸ 固体が液体になる温度。 □□

❹ 液体が固体になる温度。 □□□

❺ 液体が気体になる温度。 □□

❻ ものを作っている材料。 □□

❼ 有機物とはこれを含む物質。 □□

❽ 有機物を燃やすとこれと水が発生する。 □□□□□

❾ 物質が酸素と化合すること。 □□

❿ 熱や光の発生を伴う急激な酸化反応のこと。 □□

⓫ 金属が酸化するとできる。 □□

⓬ 酸化物から酸素を取り除くこと。 □□

⓭ 物質の最小単位で最も基礎的な粒子。 □□

⓮ 原子が電気を帯びた状態のこと。 □□□

⓯ 水に溶けた物質が陽イオンと陰イオンに分かれること。 □□

⓰ 電離する物質のこと。 □□□

リスト

㋐ イオン
㋑ 還元（かんげん）
㋒ 凝固点（ぎょうこてん）
㋓ 原子（げんし）
㋔ さび
㋕ 酸化（さんか）
㋖ 昇華（しょうか）
㋗ 蒸発（じょうはつ）
㋘ 炭素（たんそ）
㋙ 電解質（でんかいしつ）
㋚ 電離（でんり）
㋛ 二酸化炭素（にさんかたんそ）
㋜ 燃焼（ねんしょう）
㋝ 物質（ぶっしつ）
㋞ 沸点（ふってん）
㋟ 融点（ゆうてん）

[答え] ❶㋗ ❷㋖ ❸㋟ ❹㋒ ❺㋞ ❻㋝ ❼㋘ ❽㋛ ❾㋕ ❿㋜ ⓫㋔ ⓬㋑ ⓭㋓ ⓮㋐ ⓯㋚ ⓰㋙

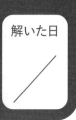

Q8

解いた日

数学

当てはまる数値や言葉をリストから選んで書きましょう。

数値

❶ 10分は [＿＿＿] 秒

❷ 1時間は [＿＿＿] 秒

❸ 1gは [＿＿＿] mg

❹ 100kgは [＿＿＿] t

❺ 1mmは [＿＿＿] m

❻ 10kmは [＿＿＿] m

❼ 100cm²は [＿＿＿] m²

❽ 10haは [＿＿＿] m²

❾ 1000リットルは [＿＿＿] キロリットル

❿ 1デシリットルは [＿＿＿] ミリリットル

⓫ 300分は [＿＿＿] 時間

⓬ 5日は [＿＿＿] 時間

⓭ 正三角形の1つの内角の大きさは [＿＿＿] °

⓮ 五角形の内角の和は [＿＿＿] °

リスト	
㋐	0.001
㋑	0.01
㋒	0.1
㋓	1
㋔	5
㋕	60
㋖	100
㋗	120
㋘	540
㋙	600
㋚	1000
㋛	3600
㋜	10000
㋝	100000

38 答え ❶ コ ❷ シ ❸ サ ❹ ウ ❺ ア ❻ ス ❼ イ ❽ セ ❾ エ ❿ キ ⓫ オ ⓬ ク ⓭ カ ⓮ ケ

数学の基本

[1] 足し算の答えや式。 □

[2] ひき算の答えや式。 □

[3] 1、2、3…など、1以上の整数。 □□□

[4] 2、3、5…など、1とその数自身でしか割り切れない数。 □□

[5] 20＝2×2×5のように、[3]を[4]だけのかけあわせで表すこと。 □□□□□

[6] 2^2や$(-2)^2$など、同じ数や文字をいくつかかけ合わせたもの。 □□

[7] √と書く、平方根を表す記号。 □□□

[8] 向かいあう1組の辺だけが平行な四角形。 □□

[9] 4つの辺の長さがすべて等しい四角形。 □□□

[10] 4つ以上の平面だけで囲まれている立体。 □□□

[11] 立体の、すべての面の面積の[1]。 □□□

[12] 「距離÷時間」で求める。 □□

[13] 「底辺×高さ」で面積を求める。 □□□□□

[14] 「円周の長さ÷直径」で求める。 □□□

[15] 3辺の比が、「1: 1:√2」や「2: 1:√3」の図形に当てはまる定理。 □□□の定理

リスト

- ㋐ 円周率（えんしゅうりつ）
- ㋑ 差（さ）
- ㋒ 三平方（さんへいほう）
- ㋓ 自然数（しぜんすう）
- ㋔ 素因数分解（そいんすうぶんかい）
- ㋕ 素数（そすう）
- ㋖ 台形（だいけい）
- ㋗ 多面体（ためんたい）
- ㋘ 速さ（はや）
- ㋙ ひし形（がた）
- ㋚ 表面積（ひょうめんせき）
- ㋛ 平行四辺形（へいこうしへんけい）
- ㋜ 累乗（るいじょう）
- ㋝ ルート
- ㋞ 和（わ）

[答え] [1]㋞ [2]㋑ [3]㋓ [4]㋕ [5]㋔ [6]㋜ [7]㋝ [8]㋖ [9]㋙ [10]㋗ [11]㋚ [12]㋘ [13]㋛ [14]㋐ [15]㋒

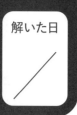

Q9 裁縫と料理

解いた日 ／

当てはまる言葉をリストから選んで書きましょう。

裁縫

❶ 布の表側どうしをあわせることを □□ という。

❷ 縫う前に、2枚の布がずれないように □□□ を打っておく。

❸ 針に糸を通したら、糸の端を □□□ にして、糸が抜けないようにしておく。

❹ 2〜3mmの縫い目でまっすぐに縫う手縫いの技法を □□□ という。

❺ ズボンやスカートのすそ上げをするときには □□□□□ が適している。

❻ 丈夫に仕上げたいときは、ひと針ずつ戻りながら縫う □□□□ が適している。

❼ 手縫いでは、縫い終わったら針に糸を2〜3回巻きつけて引き抜く □□□ をする。

❽ でき上がりのサイズに足した、縫い目から布の端までの余分を □□□ という。

❾ 布に印をつけるための道具が □□□ で、鉛筆状のものや薄板状のものなどがある。

❿ 服や物の形を製図して切った紙を □□ といい、布に当てて裁断する。

⓫ 布を糸で引っ張って集め、ふんわりさせることを □□□□ を寄せるという。

⓬ 縁取りなどに使われる □□□□ テープは、布地に対して45度の方向に細長く切ったもの。

リスト

- ㋐ 返し縫い（かえしぬい）
- ㋑ 型紙（かたがみ）
- ㋒ ギャザー
- ㋓ 玉止め（たまどめ）
- ㋔ 玉結び（たまむすび）
- ㋕ チャコ
- ㋖ 中表（なかおもて）
- ㋗ 並縫い（なみぬい）
- ㋘ 縫い代（ぬいしろ）
- ㋙ バイアス
- ㋚ まち針（まちばり）
- ㋛ まつり縫い（まつりぬい）

答え ❶㋖ ❷㋚ ❸㋔ ❹㋗ ❺㋛ ❻㋐ ❼㋓ ❽㋘ ❾㋕ ❿㋑ ⓫㋒ ⓬㋙

料理

❶ [　　　　　] をすると、少ない煮汁でも まんべんなく煮汁がまわる。

❷ 赤く色づいた大根おろし [　　　　　　　] は、 大根に鷹の爪を差し込んですりおろす。

❸ 食材を薄く切るときには [　　　　　] を使うと簡単。

❹ [　　　　　] は熱に強いため、電子レンジで 温めるときに使うことができる。

❺ 野菜などに見栄えよく切れ目を入れる切り方を [　　　　] といい、料理が華やかになる。

❻ 野菜に含まれる渋みやえぐみを、水にさらしたりゆでたりして 取り除くことを [　　　] という。

❼ さいころのように、立方体に切る切り方を [　　　　　] という。

❽ のり巻きは、[　　] の上に、のり、ご飯、具材をのせて巻く。

❾ [　　　] になるまで焼くとは、やや濃いめの茶色になるまでという意味。

❿ 材料を、直火ではなく湯の温度で間接的に温める方法を [　　] という。

⓫ こし器を使って [　　] すると、なめらかな口あたりに仕上がる。

⓬ [　　] は、黄身は半熟、白身は固まり始めのゆるい状態。

⓭ 魚を、身2枚と中骨の3つに切り分けることを [　　　] という。

リスト

- ㋐ アク抜き
- ㋑ 裏ごし
- ㋒ 落としぶた
- ㋓ 温泉卵
- ㋔ 飾り包丁
- ㋕ きつね色
- ㋖ さいの目切り
- ㋗ 三枚おろし
- ㋘ スライサー
- ㋙ 耐熱ボウル
- ㋚ 巻きす
- ㋛ もみじおろし
- ㋜ 湯せん

答え ❶ㅇ ❷シ ❸ケ ❹コ ❺オ ❻ア ❼キ ❽サ ❾カ ❿ス ⓫イ ⓬エ ⓭ク

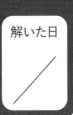

Q10 スポーツ

解いた日 ／

当てはまる数字や言葉をリストから選んで書きましょう。

ルール

1 野球は ☐ 回まで行い、得点が多いほうが勝ち。同点なら延長戦を行う。

2 ソフトボールは ☐ 回まで行い、得点が多いほうが勝ち。同点なら延長戦を行う。

3 バスケットボールはスリーポイントラインの内側から入れると2点、外側からだと ☐ 点。フリースローだと1点。

4 6人制バレーボールは、5セットマッチの最終セットを除き、1セット最小限2点差をつけて ☐ 点を先にとったほうがそのセットをとる。24対24になったら2点リードするまで続ける。

5 ラグビーの得点のパターンは4つ。相手のゴール内にボールをつける「トライ」は ☐ 点。

6 サッカーは前半・後半それぞれ ☐ 分間ずつ行う。

7 サッカーから派生したフットサルは、前半・後半それぞれ ☐ 分間ずつ行う。

8 卓球は1ゲーム ☐ 点先取でそのゲームをとる。10対10となったら2点リードするまで続ける。

9 硬式テニスでは「フィフティーン、ラブ」と言ったら15− ☐ のこと。

10 ゴルフは ☐ ホールを1ラウンドとしてまわり、一番少ない打数で終了した選手の勝ち。

11 アイスホッケーで氷上に出られるのは各チーム ☐ 人で、20分のピリオドを3回行う。

リスト

- ㋐ 0
- ㋑ 3
- ㋒ 5
- ㋓ 6
- ㋔ 7
- ㋕ 9
- ㋖ 11
- ㋗ 18
- ㋘ 20
- ㋙ 25
- ㋚ 45

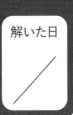

答え **1** ㋕ **2** ㋔ **3** ㋑ **4** ㋙ **5** ㋒ **6** ㋚
7 ㋘ **8** ㋖ **9** ㋐ **10** ㋗ **11** ㋓

42

用語

1 陸上の短距離走では両手をつくスタートをしなければならない。 □□□□□

2 マラソンのコース上には □□□ という給水所が設けられる。

3 トライアスロンは、水泳1.5km、自転車40km、□□ 10kmを連続で行う。

4 飛込競技には、個人競技と、2人1組で行う □□□□□□□□ ダイビングがある。

5 カヌーには、急流のコースを進む □□□□□ と流れのないコースを進むスプリントがある。

6 スキージャンプは飛距離点と飛型点で審査。飛型点では理想的な姿勢 □□□□□ をとらないと減点。

7 スキーのモーグルは、ターン、ジャンプして空中で技を行う □□□、スピードの3要素で採点される。

8 ノルディック複合では一般的に、ジャンプの成績順に □□□□□□□□ をスタートする。

9 1周400mのリンクで競うスピードスケート。個人種目のほか、チーム □□□□□ 、マススタートがある。

10 カーリングではチームの司令塔となる人を □□□ という。

11 レスリングでは相手の両肩を1秒以上マットにつけると勝ちで、これを □□□□ という。

12 柔道では先に「一本」をとるか、□□□ を2回とると一本勝ちとなる。

リスト

- ㋐ エアー
- ㋑ エイド
- ㋒ クラウチング
- ㋓ クロスカントリー
- ㋔ シンクロナイズド
- ㋕ スキップ
- ㋖ スラローム
- ㋗ テレマーク
- ㋘ パシュート
- ㋙ フォール
- ㋚ ラン
- ㋛ 技(わざ)あり

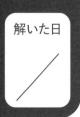

Q11 芸術作品と作家

解いた日　／

当てはまる芸術作品の作者、由来の人名や作品名などを、リストから選んで書きましょう。

海外の作品

1 ヴィーナスの誕生（1485年頃）　□□□□□□

2 最後の晩餐（1495〜98年）　□・□□□□

3 ダヴィデ像（1501〜04年）　□□□□□□

4 牛乳を注ぐ女（1660年頃）　□□□□□

5 落穂拾い（1857年）　□□□

6 印象―日の出（1872年）　□□

7 ムーラン・ド・ラ・ギャレット（1876年）　□□□□□

8 サグラダ・ファミリア（1883年〜）　□□□

9 眠るジプシー女（1897年）　□□□

10 考える人（1903年）　□□□

11 アヴィニョンの娘たち（1907年）　□□□

12 記憶の固執（1931年）　□□

13 大家族（1963年）　□□□□□

14 キャンベル・スープ缶（1962年）　□□□□□

リスト

- ㋐ ウォーホル
- ㋑ ガウディ
- ㋒ ダ・ヴィンチ
- ㋓ ダリ
- ㋔ ピカソ
- ㋕ フェルメール
- ㋖ ボッティチェリ
- ㋗ マグリット
- ㋘ ミケランジェロ
- ㋙ ミレー
- ㋚ モネ
- ㋛ ルソー
- ㋜ ルノワール
- ㋝ ロダン

44

答え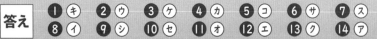
❶㋖　❷㋒　❸㋘　❹㋕　❺㋙　❻㋚　❼㋜
❽㋑　❾㋛　❿㋝　⓫㋔　⓬㋓　⓭㋗　⓮㋐

日本の作品

❶ 運慶らによる鎌倉時代の彫刻、国宝 ☐☐☐☐（1203年）は高さ8mを超える。

❷ 動植物を大胆な構図で描いた江戸時代の画家 ☐☐☐☐。「燕子花図屏風」（18世紀）は国宝。

❸ 鮮やかで精密な花鳥画が、平成になって人気を博した ☐☐☐。代表作は「群鶏図」（1761〜1765年ころ）。

❹ ☐☐☐☐ といえば、富士山を題材にした風景画「富嶽三十六景」（1831年頃）があまりにも有名。

❺ 各宿場の特徴を描いた「☐☐☐☐☐☐☐☐」（1833〜34年）は、歌川広重の傑作。

❻ 芦ノ湖を背景に浴衣姿の夫人を描いた油絵、「湖畔」（1897年）は ☐☐☐☐ の代表作。

❼ 娘を多く描いた岸田劉生の作品で、最も有名なのは「☐☐☐☐」（1921年）。

❽ 「湯気」（1924年）などの美人画で知られる ☐☐☐☐。娘は女優の朝丘雪路。

❾ 放浪の天才画家といわれた ☐☐☐ は、風景や名所を貼り絵で表現。代表作は「長岡の花火」（1950年）。

❿ 昭和を代表する画家 ☐☐☐☐ の風景画「道」（1950年）は、青森県八戸の県道がモデル。

⓫ 日本三大女流画家のひとり ☐☐☐☐ は、「富士山」を題材にした作品で知られる。

⓬ 青森県出身の世界的版画家 ☐☐☐☐。「弁財天妃の柵」（1965年）は、大首絵といわれるバストアップ。

⓭ 「南瓜」（1994年）に代表される水玉のかぼちゃは、現代美術家 ☐☐☐☐ を代表するモチーフのひとつ。

リスト

- ㋐ 伊藤若冲
- ㋑ 伊東深水
- ㋒ 尾形光琳
- ㋓ 片岡球子
- ㋔ 葛飾北斎
- ㋕ 草間彌生
- ㋖ 黒田清輝
- ㋗ 金剛力士像
- ㋘ 東海道五十三次
- ㋙ 東山魁夷
- ㋚ 棟方志功
- ㋛ 山下清
- ㋜ 麗子微笑

答え ❶㋗ ❷㋒ ❸㋐ ❹㋔ ❺㋘ ❻㋖ ❼㋜
❽㋑ ❾㋛ ❿㋙ ⓫㋓ ⓬㋚ ⓭㋕

45

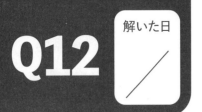

Q12 音楽①

解いた日 ／

左ページは当てはまる音楽家を、右ページは写真の楽器名を、リストから選んで書きましょう。

さまざまな音楽家

リスト

- [ア] 小澤征爾（おざわせいじ）
- [イ] カーペンターズ
- [ウ] カラヤン
- [エ] 古賀政男（こがまさお）
- [オ] 古関裕而（こせきゆうじ）
- [カ] 中村紘子（なかむらひろこ）
- [キ] パヴァロッティ
- [ク] 服部良一（はっとりりょういち）
- [ケ] マリア・カラス
- [コ] リチャード・クレイダーマン
- [サ] ルイ・アームストロング

1. ジャズ・トランペットの名手で歌手・作曲家。愛称は「サッチモ」。 □□・□□□□□□□□
2. 美空ひばりの「悲しい酒」で知られる昭和の大作曲家。その作品は「○○メロディー」と呼ばれる。 □□□□
3. 「青い山脈」「東京ブギウギ」などを手がけ、日本のポップスの元祖といわれる作曲家。 □□□□
4. 1960～70年代にかけてベルリンフィルの黄金時代を築いたといわれる、世界的名指揮者。 □□□□
5. 朝ドラ「エール」のモデル。「オリンピック・マーチ」「栄冠は君に輝く」など生涯で約5000曲を作曲。 □□□□
6. 20世紀最高のソプラノ歌手。 □□□・□□□
7. 「世界の○○○」と呼ばれた日本を代表する指揮者。ボストン交響楽団の音楽監督を務めた。 □□□□
8. イタリアの国宝、三大テノールのひとり。代名詞はアリア「誰も寝てはならぬ」。2006年トリノオリンピック開会式でも歌った。 □□□□□□□
9. 15歳でN響世界一周公演でソリストに抜擢、19歳でショパン国際ピアノコンクール4位入賞。日本のピアニストの代名詞。 □□□□
10. 心地よいメロディーのピアノ曲で、イージーリスニング界の大スターに。別名「ピアノの貴公子」。 □□□□□・□□□□□□□
11. リチャードとカレンの兄妹が中心のアメリカのポップスグループ。「遥かなる影」「イエスタデイ・ワンス・モア」などヒットを連発。 □□□□□□□

答え 1 [サ]　2 [エ]　3 [ク]　4 [ウ]　5 [オ]　6 [ケ]　7 [ア]　8 [キ]　9 [カ]　10 [コ]　11 [イ]

楽器

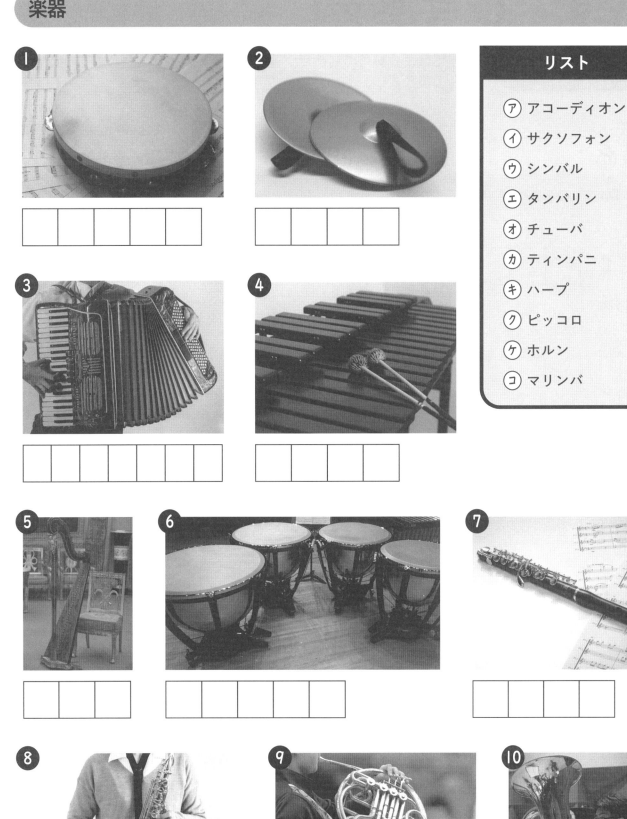

[1]
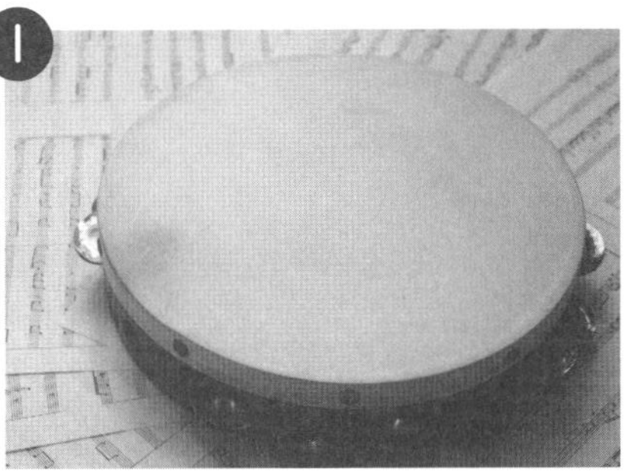

[2]
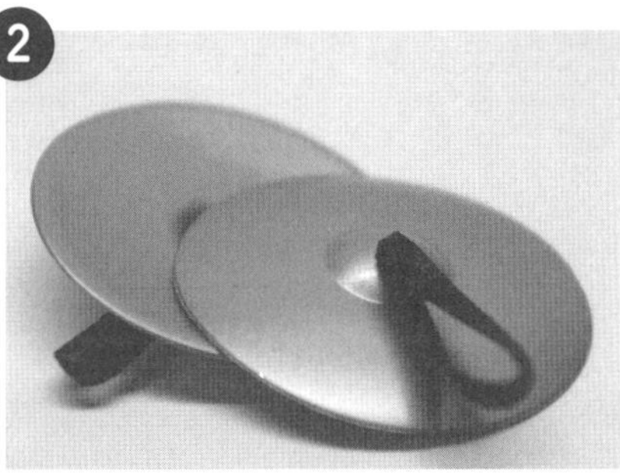

[3]
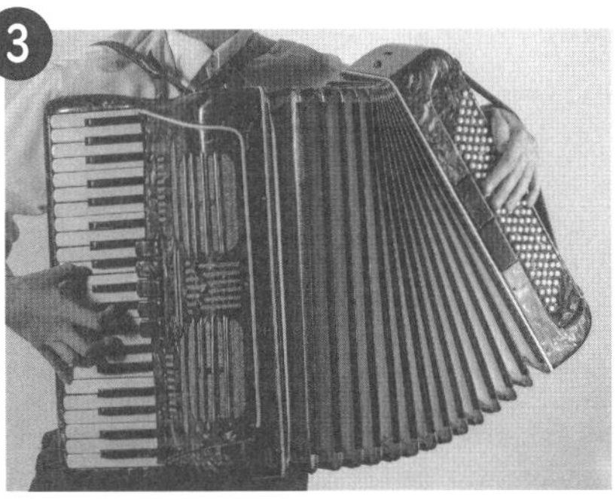

[4]
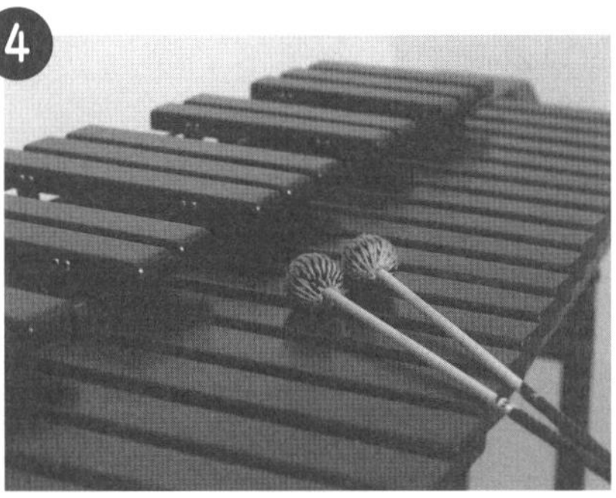

リスト

㋐ アコーディオン
㋑ サクソフォン
㋒ シンバル
㋓ タンバリン
㋔ チューバ
㋕ ティンパニ
㋖ ハープ
㋗ ピッコロ
㋘ ホルン
㋙ マリンバ

[5]
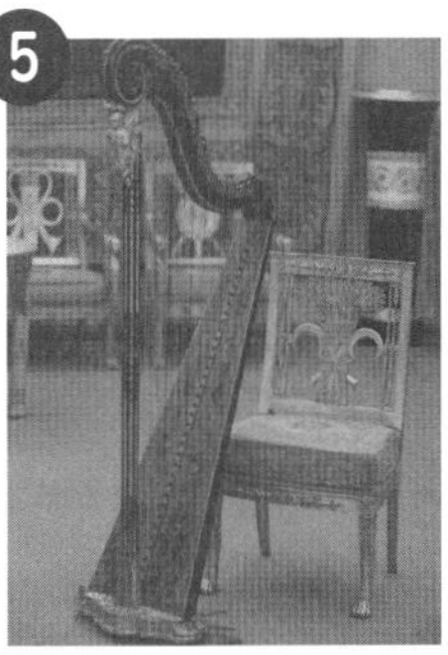

[6]
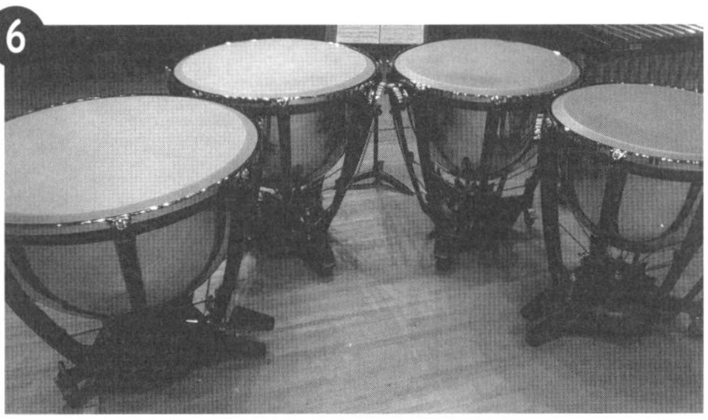

[7]
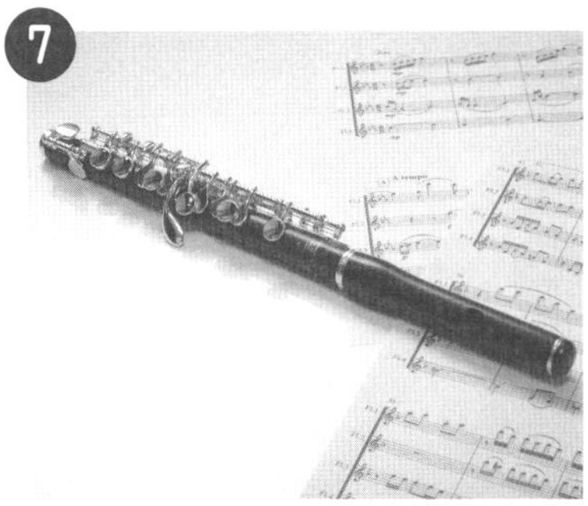

[8]
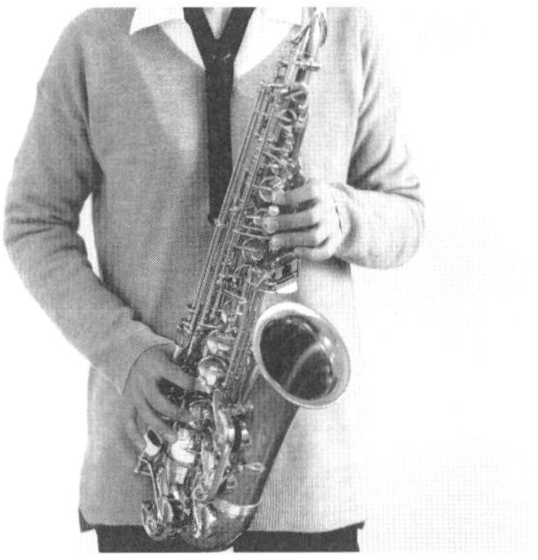

[9]
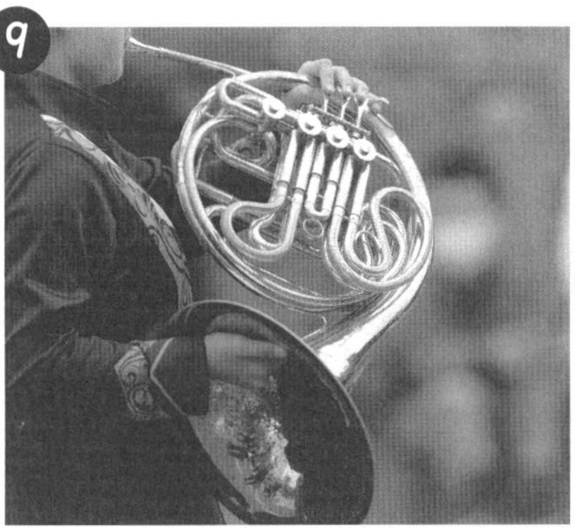

[10]
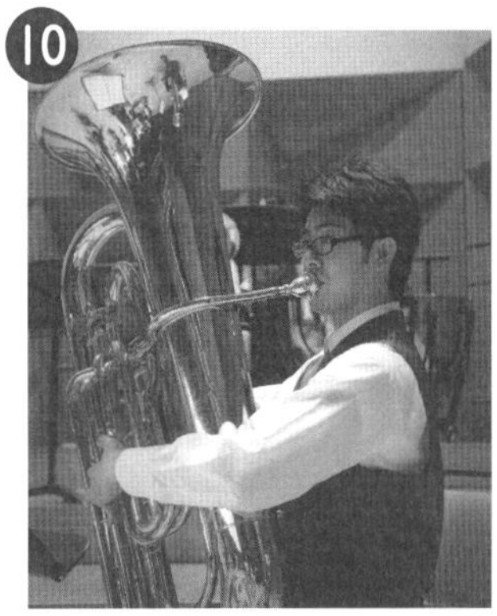

[答え] [1] ㋓ [2] ㋒ [3] ㋐ [4] ㋙ [5] ㋖
[6] ㋕ [7] ㋗ [8] ㋑ [9] ㋘ [10] ㋔

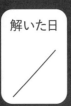

Q13 音楽②

解いた日 ／

当てはまる記号の名前や、五線譜に書かれた音名を、リストから選んで書きましょう。

❶ 𝄞 [　][　][　][　]
五線譜で「ソ」の音の高さを決める。

❷ 𝄢 [　][　][　][　]
五線譜で「ファ」の音の高さを決める。

❸ ♯ [　][　][　][　]
半音高くする。

❹ ♭ [　][　][　][　]
半音低くする。

❺ ♩ [　][　][　][　]
全音符の4分の1の長さの音符。

❻ ♩. [　][　][　][　][　]
❺の1.5倍の長さの音符。

❼ ♪ [　][　][　][　]
全音符の8分の1の長さの音符。

❽ ♩ [　][　][　][　]
全音符の2分の1の長さの音符。

❾ 𝄽 [　][　][　][　]
❺と同じ長さの休符。

❿ 𝄾 [　][　][　][　]
❼と同じ長さの休符。

⓫ 𝆑 [　][　][　][　]
強く。

⓬ 𝆏 [　][　][　]
弱く。

⓭ ♩ [　][　][　][　][　]
その音を強調して、目立たせて。

⓮ ♩ [　][　][　][　][　]
その音を短く切って。

⓯ 𝄞 [　]

⓰ 𝄞 [　]

リスト

- ㋐ アクセント
- ㋑ 四分音符（しぶおんぷ）
- ㋒ 四分休符（しぶきゅうふ）
- ㋓ シャープ
- ㋔ スタッカート
- ㋕ ド
- ㋖ ト音記号（おんきごう）
- ㋗ 二分音符（にぶおんぷ）
- ㋘ 八分音符（はちぶおんぷ）
- ㋙ 八分休符（はちぶきゅうふ）
- ㋚ ピアノ
- ㋛ フォルテ
- ㋜ 付点四分音符（ふてんしぶおんぷ）
- ㋝ フラット
- ㋞ ヘ音記号（おんきごう）
- ㋟ ラ

答え ❶㋖ ❷㋞ ❸㋓ ❹㋝ ❺㋑ ❻㋜ ❼㋘ ❽㋗ ❾㋒ ❿㋙ ⓫㋛ ⓬㋚ ⓭㋐ ⓮㋔ ⓯㋕ ⓰㋟

第2章

熟語・ことわざ

常日頃使っている、さまざまな
言葉に関する問題です。
あやふやなものもあるかもしれません。
集中して取り組んでみましょう。

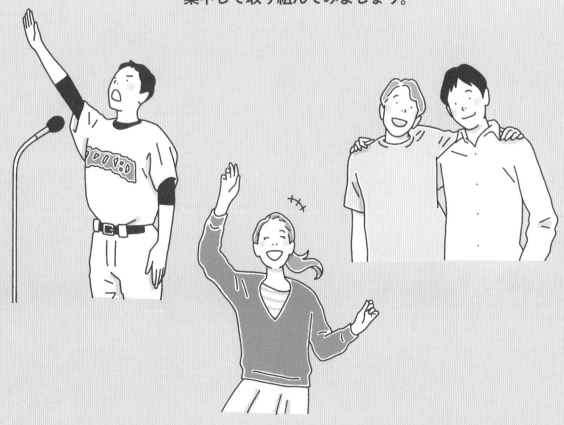

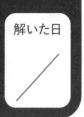

Q1 四字熟語①

解いた日　／

次の意味を表す四字熟語を、リストにある漢字を使って完成させましょう。複数回使う漢字もあります。

数字を使った四字熟語

1. 物事の事情がわからず、方針や見込みが立たない状態にあること。　□里霧中
2. 節操なく誰からもよく思われるように振る舞う人のたとえ。　□方美人
3. 何かを成し遂げようと決意すること。　□念発起
4. 優れた人物が一時に多く出て、立派な成果がまとまってあらわれることのたとえ。　□花繚乱
5. 計算で、端数を処理する方法のひとつ。　□捨□入
6. ほとんど助かる見込みのない危険な状態にあったところを、何とか助かること。　□死□生
7. 一人で何人分もの仕事を立派にやりこなすこと。　□面□臂
8. 適当な時期に風雨のある、農作物によい天候であり、世の中が平穏であることのたとえ。　□風□雨
9. 激しい苦痛のあまり、転げまわること。　□転□倒
10. 多くのものがどれもかわりばえせず、おもしろみに欠けること。　□篇□律
11. この歳になると、人のいうことを素直に聞くことができる。　□□耳順
12. 多くの客が、次々と訪れること。　□客□来
13. ほとんど。九分九厘。　□中□□

リスト

㋐ 一
㋑ 四
㋒ 五
㋓ 六
㋔ 七
㋕ 八
㋖ 九
㋗ 十
㋘ 百
㋙ 千
㋚ 万

答え 1 ㋒　2 ㋕　3 ㋐　4 ㋘　5 ㋑㋒　6 ㋖㋐　7 ㋕㋓　8 ㋒㋗　9 ㋔㋕　10 ㋙㋐　11 ㋓㋗　12 ㋙㋚　13 ㋗㋕㋖

同じ漢字、対になる漢字を使った四字熟語

❶ うろたえて、あちらこちらに
　行ったり来たりするさま。

	往		往

❷ 取るに足らない種々雑多な人やものの
　たとえ。

有		無	

❸ 自然界に生じる異変。

	変	異	

❹ 似たりよったりで差は少ないこと。

	同	異	

❺ 絶えず各地を忙しく旅行していること。

	船	馬	

❻ いつでも、どこでも。

古	今		

❼ どのような困難にあっても、ひるまず
　くじけることがないこと。

	撓	屈	

❽ はなれたり集まったりすること。

		集	散

❾ 卑怯なところがなく態度が立派なこと。

正	正		

❿ 思う存分に物事を行うさま。

		無	尽

⓫ 本当かどうか判断に迷っているさま。

半		半	

⓬ 最初から最後まで同じ考え、
　方針を貫くさま。

	頭	尾	

⓭ とても珍しい、まれなこと。

空		絶	

⓮ はっきりせず、あいまい。

	耶		耶

⓯ 同意と反意、両方の意見。

		両	論

⓰ 強引に進めてしまうこと。

	理	体	

リスト

㋐ 右		㋜ 象	
㋑ 有		㋝ 大	
㋒ 横		㋞ 地	
㋓ 疑		㋟ 徹	
㋔ 後		㋠ 天	
㋕ 合		㋡ 東	
㋖ 左		㋢ 堂	
㋗ 西		㋣ 南	
㋘ 賛		㋤ 否	
㋙ 小		㋥ 不	
㋚ 縦		㋦ 北	
㋛ 信		㋧ 無	
㋜ 前		㋨ 離	

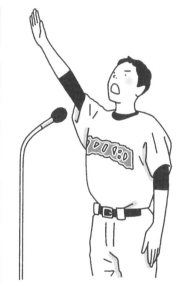

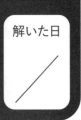

Q2 四字熟語②

解いた日 ／

次の意味を表す四字熟語をリストから選んで書きましょう。

「性格」や「人物像」に関連した四字熟語

❶ このうえなく誠実で真面目な人柄であること。

❷ ぐずぐずしていて、決断力に乏しいこと。

❸ 心が大きく快活で、
細かいことにこだわらないこと。

❹ 機転がきき、優れた才能が発揮されるさま。

❺ いさましくて強く、決断力にあふれること。

❻ 心がきれいで私欲がなく、
不正をしたりすることがないこと。

❼ 臆病で、いつもびくびくしているさま。

❽ 飾ったり気取ったりすることなく、
ありのままであること。

❾ 穏やかで情け深く、人当たりが
やわらかで親切なこと。

❿ 陽気でほがらかで、はきはきしていること。

⓫ 経験を積み、物事の裏まで知り抜いてしたたかなこと。

⓬ 周囲を気にせず、思うままにふるまうこと。

⓭ 年をとってから実力を示すようになること。

リスト

- ㋐ 海千山千 (うみせんやません)
- ㋑ 温厚篤実 (おんこうとくじつ)
- ㋒ 謹厳実直 (きんげんじっちょく)
- ㋓ 豪放磊落 (ごうほうらいらく)
- ㋔ 才気煥発 (さいきかんぱつ)
- ㋕ 自由奔放 (じゆうほんぽう)
- ㋖ 小心翼翼 (しょうしんよくよく)
- ㋗ 清廉潔白 (せいれんけっぱく)
- ㋘ 大器晩成 (たいきばんせい)
- ㋙ 天真爛漫 (てんしんらんまん)
- ㋚ 明朗快活 (めいろうかいかつ)
- ㋛ 優柔不断 (ゆうじゅうふだん)
- ㋜ 勇猛果敢 (ゆうもうかかん)

52 答え
❶ウ ❷シ ❸エ ❹オ ❺ス ❻ク ❼キ
❽コ ❾イ ❿サ ⓫ア ⓬カ ⓭ケ

「人との関わり」に関連した四字熟語

1 夫婦が仲むつまじく、最後まで添い遂げること。

2 互いの気持ちや考えがぴったりと一致すること。

3 自分の意志を頑なに守り、他人と相いれることなく一人超然としていること。

4 家族全員が集まり、なごみ楽しむこと。

5 語らずとも互いに意志が通じ合うこと。

6 ふたりが協力してひとつの物事を行うこと。

7 仲間同士が励まし合って努力し、ともに向上に努めること。

8 人と人の結びつきは不思議なめぐり合わせによるもの。

9 激しく議論をたたかわせる様子。

10 親しい間柄なのに、疎遠であるかのようによそよそしい言動や態度をとること。

11 表面上は丁寧であっても、実は相手のことを軽く見ていること。

12 他人の意見や批評を心にとめることなく聞き流すこと。

13 人のことをまるで考えず、勝手にふるまうこと。

14 一生に一度しかない出あい。

15 よくも悪くも、運命をともにすること。

リスト

㋐ 合縁奇縁 （あいえん きえん）
㋑ 意気投合 （いき とうごう）
㋒ 以心伝心 （い しんでんしん）
㋓ 一期一会 （いちご いちえ）
㋔ 一蓮托生 （いちれんたくしょう）
㋕ 一家団欒 （いっか だんらん）
㋖ 慇懃無礼 （いんぎん ぶれい）
㋗ 偕老同穴 （かいろうどうけつ）
㋘ 狷介孤高 （けんかい ここう）
㋙ 切磋琢磨 （せっさ たくま）
㋚ 他人行儀 （た にんぎょう ぎ）
㋛ 丁丁発止 （ちょうちょうはっし）
㋜ 二人三脚 （に にんさんきゃく）
㋝ 馬耳東風 （ば じ とうふう）
㋞ 傍若無人 （ぼうじゃく ぶ じん）

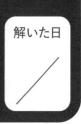

Q3 解いた日 /

四字熟語③

当てはまる四字熟語をリストから選んで書きましょう。

「生活」や「世の中」に関連した四字熟語

❶ 田園に閑居し、雑事に煩わされない ☐☐☐☐ の隠居生活に憧れる。

❷ 健康のために ☐☐☐☐ はしないよう努める。

❸ 怠惰な心が招いたことなので、☐☐☐☐ だと結果を受け入れた。

❹ 源平の昔から ☐☐☐☐ は世の常。盛んなときもあれば、沈むときもある。

❺ 質素な生活を旨とし、☐☐☐☐ を心がける。

❻ ☐☐☐☐ は世の習い、世の中は常に移り変わり、同じ状態にとどまることはない。

❼ AIにおいてシンギュラリティが予想されているように、科学技術は ☐☐☐☐ だ。

❽ 若手を登用し、社内の ☐☐☐☐ を図る。

❾ ☐☐☐☐ とした意識を改めない限り、時代に取り残されてしまう。

❿ 何の不足もない、☐☐☐☐ の恵まれた生活を送る。

⓫ 今年も健康に過ごせるよう ☐☐☐☐ であることを祈った。

⓬ 不況を何とか乗り越えて、明るい兆しに ☐☐☐☐ と喜んだ。

リスト

- ㋐ 一陽来復 (いちようらいふく)
- ㋑ 因果応報 (いんがおうほう)
- ㋒ 有為転変 (ういてんぺん)
- ㋓ 栄枯盛衰 (えいこせいすい)
- ㋔ 旧態依然 (きゅうたいいぜん)
- ㋕ 新陳代謝 (しんちんたいしゃ)
- ㋖ 晴耕雨読 (せいこううどく)
- ㋗ 粗衣粗食 (そいそしょく)
- ㋘ 暖衣飽食 (だんいほうしょく)
- ㋙ 日進月歩 (にっしんげっぽ)
- ㋚ 暴飲暴食 (ぼういんぼうしょく)
- ㋛ 無病息災 (むびょうそくさい)

54 答え ❶㋖ ❷㋚ ❸㋑ ❹㋓ ❺㋗ ❻㋒ ❼㋙ ❽㋕ ❾㋔ ❿㋘ ⓫㋛ ⓬㋐

「心情」や「様子」に関連した四字熟語

❶ 合格の知らせに、うれしさのあまり □□□□ する。

❷ 定年退職を迎え、うれしくもあり、さびしくもあり □□□□ だ。

❸ 新商品の開発に、寝食を忘れ、□□□□ で取り組む。

❹ 弱気な表情を浮かべた選手を監督が □□□□ する。

❺ データを消去していたことに気づき、□□□□ の体となった。

❻ 問題が難しすぎて □□□□ している。

❼ 長時間に及んだ交渉が終わったときは □□□□ だった。

❽ □□□□ の笑える動画の再生数が伸びる。

❾ 集中砲火を浴びて彼女は □□□□ だが、心折れることなく前を向いている。

❿ 優勝が決まり □□□□ と凱旋する。

⓫ 嫉妬にかられて友人に悪態をついてしまい □□□□ に陥る。

⓬ 図星をさされて □□□□ してしまい、みっともないほどどたばたした姿を見せてしまった。

⓭ □□□□ して英会話教室に通い始めた。

⓮ 優勝決定戦がシーソーゲームとなり、ファンは一球ごとに □□□□ している。

⓯ 新生活は □□□□ で、怖いくらいうまくいっている。

リスト	
㋐	悪戦苦闘 （あくせんくとう）
㋑	意気揚揚 （いきようよう）
㋒	一念発起 （いちねんほっき）
㋓	一喜一憂 （いっきいちゆう）
㋔	欣喜雀躍 （きんきじゃくやく）
㋕	自己嫌悪 （じこけんお）
㋖	叱咤激励 （しったげきれい）
㋗	周章狼狽 （しゅうしょうろうばい）
㋘	順風満帆 （じゅんぷうまんぱん）
㋙	悲喜交交 （ひきこもごも）
㋚	疲労困憊 （ひろうこんぱい）
㋛	茫然自失 （ぼうぜんじしつ）
㋜	捧腹絶倒 （ほうふくぜっとう）
㋝	満身創痍 （まんしんそうい）
㋞	無我夢中 （むがむちゅう）

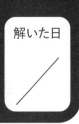

Q4 解いた日 ／

慣用句①

当てはまる言葉をリストから選んで書きましょう。

動植物を表す言葉を用いた慣用句

❶ 昨今、□も杓子もSNSで発信している。

❷ 連絡をくれと何度メールをしても□のつぶてだ。

❸ どんな悪口も□に風と受け流す。

❹ 状況がのみこめず、□につままれたような気分だ。

❺ □の子の退職金を取り崩す破目に陥る。

❻ 不正と制度改正の□ごっこが続く。

❼ 工事は□の歩みで、関係者は不安そうだ。

❽ 今日の祖父は□の居所が悪いのかかりかりしている。

❾ 株価が□登りで、投資家たちが色めきだつ。

❿ 長年の努力が□を結び、画期的な商品を開発した。

⓫ 親友の彼とは出会ったときから□があった。

⓬ 本人のいないところで異を唱えても□の遠吠えだ。

⓭ 何度も折衝が重ねられたが、□□のつまり決裂した。

⓮ 集まっていた人たちは□□の子を散らすように逃げて行った。

リスト

㋐ 鼬（いたち）
㋑ 犬（いぬ）
㋒ 牛（うし）
㋓ 鰻（うなぎ）
㋔ 馬（うま）
㋕ 狐（きつね）
㋖ くも
㋗ とど
㋘ 虎（とら）
㋙ 梨（なし）
㋚ 猫（ねこ）
㋛ 実（み）
㋜ 虫（むし）
㋝ 柳（やなぎ）

体の部分を表す言葉を用いた慣用句

❶ 紹介してくれた人の ☐ を潰すようなまねはできない。

❷ どの試合も ☐ に汗を握る熱戦だった。

❸ 好きなアーティストの来日を ☐ を長くして待つ。

❹ 積極的に海外遠征を行って ☐ を磨く。

❺ 傍若無人な彼の言動は ☐ に据えかねるものだった。

❻ 体操選手の見事な技の連続に ☐ を奪われる。

❼ 関係者は誰もが肝心なことになると ☐ を濁した。

❽ 借りていたお金を ☐ をそろえて返した。

❾ 場をわきまえない非常識な言動に ☐ をひそめる。

❿ これから始まる学生生活に期待で ☐ が膨らむ。

⓫ 不摂生な生活から ☐ を洗い、規則正しく生活する。

⓬ 横から口出しされ、話の ☐ を折られる。

⓭ 仕事の締め切りが近づき、いよいよ ☐ に火がついた。

⓮ 必要以上の卑下がかえって嫌味で ☐ につく。

⓯ 無事に交渉をまとめ上げ、 ☐ の荷が下りる。

⓰ ☐ に衣着せぬ物言いがそのコメンテーターの持ち味だ。

リスト

- ㋐ 足（あし）
- ㋑ 腕（うで）
- ㋒ 顔（かお）
- ㋓ 肩（かた）
- ㋔ 口（くち）
- ㋕ 首（くび）
- ㋖ 腰（こし）
- ㋗ 尻（しり）
- ㋘ 手（て）
- ㋙ 歯（は）
- ㋚ 鼻（はな）
- ㋛ 腹（はら）
- ㋜ 眉（まゆ）
- ㋝ 耳（みみ）
- ㋞ 胸（むね）
- ㋟ 目（め）

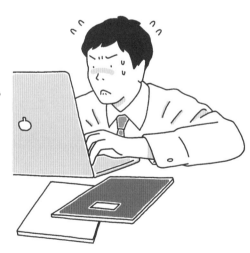

 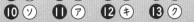

答え ❶㋒ ❷㋘ ❸㋕ ❹㋑ ❺㋛ ❻㋟ ❼㋔ ❽㋝
❾㋜ ❿㋞ ⓫㋐ ⓬㋖ ⓭㋗ ⓮㋚ ⓯㋓ ⓰㋙

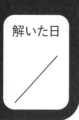

Q5 解いた日 ／

慣用句②

次の意味を表す言葉をリストから選んで書きましょう。

心の動きに関連した慣用句

1 負担に感じることがあるなどして、心が晴れない。

2 物事がうまくいき、一人でひそかにうれしがる。

3 気持ちが高ぶり、じっとしていられなくなる。

4 危ない目にあって、ぞっとする。

5 喜んで、にこやかな表情になる。

6 恥ずかしくてその場にいるのを気まずく感じる。

7 もだえ苦しむほど恋しい思いが募る。

8 世間に対して面目が立たず、引け目を感じる。

9 機嫌を損ね、意固地になる。

10 心配なことがあって、落ち着いていられない。

11 手際のよさや鮮やかさが快く気持ちよい。

12 怒りや強い決心から目を大きく見開く。

13 未練が残り、きっぱりと思い切ることができない。

リスト

- ㋐ 後ろ髪を引かれる
- ㋑ 悦に入る
- ㋒ 肩身が狭い
- ㋓ 気が重い
- ㋔ 気が気でない
- ㋕ 肝を冷やす
- ㋖ 小気味がいい
- ㋗ 相好を崩す
- ㋘ 血が騒ぐ
- ㋙ ばつが悪い
- ㋚ へそを曲げる
- ㋛ まなじりを決する
- ㋜ 身を焦がす

58 答え **1**㋓ **2**㋑ **3**㋘ **4**㋕ **5**㋗ **6**㋙ **7**㋜
8㋒ **9**㋚ **10**㋔ **11**㋖ **12**㋛ **13**㋐

人の行為に関連した慣用句

❶ もと来た方向に戻る。

❷ 間違いのないよう、重ねて注意する。

❸ 仕事中に無駄話などをして怠ける。

❹ わけのわからないことを言って相手を惑わせる。

❺ 隠すところなく心の内を打ち明ける。

❻ 人を思い通りに操る。

❼ 口汚く罵ったり、ひどくけなしたりする。

❽ 本音を吐かせるために、上手に問いかける。

❾ 勝ち目がないとみて降参する。

❿ 自分の利益を図るために、他人の機嫌をとるように振る舞う。

⓫ 間の抜けた失敗をする。

⓬ 相手の関心を引くように、それとなく誘いかける。

⓭ 他人の言動に対し、非難や揶揄の言葉をかける。

⓮ 人より先に着手する。

⓯ 裏で策動して人を意のままに動かす。

リスト

- ㋐ 悪態をつく
- ㋑ 油を売る
- ㋒ 陰で糸を引く
- ㋓ 鎌をかける
- ㋔ 踵を返す
- ㋕ 胸襟を開く
- ㋖ 煙に巻く
- ㋗ ごまをする
- ㋘ 尻尾を巻く
- ㋙ 先鞭をつける
- ㋚ 手玉に取る
- ㋛ どじを踏む
- ㋜ 念を押す
- ㋝ 半畳を入れる
- ㋞ 水を向ける

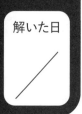

注意したい言葉

解いた日 /

次の意味を表す言葉、説明に当てはまる言葉を、リストから選んで書きましょう。

表記に注意したい言葉　*リストのカタカナ表記の部分は漢字に直しましょう。

❶ 予想以上であって、十分に満足できること。

❷ 大得意になって、他を顧みないこと。

❸ 事態が非常に差し迫っていること。

❹ 興味が次々に湧き上がってくるさま。

❺ 自分のしたことを自分自身で褒めること。

❻ 苦労せずにたくさんの利益を得ること。

❼ 学問や技芸などの奥義を継承する。

❽ ことさら自分を誇示するような態度をとる。

❾ 言動が露骨すぎて、味わいや含みが感じられない。

❿ ある目的のため、多くの人が1つの場所に集まる。

⓫ もとに戻って、新たにやりなおすこと。

⓬ 成功するか失敗するかわからないが、思い切って事を行うさま。

⓭ 少しも非難すべき欠点がない。

⓮ 前の人がした失敗と同じ失敗を繰り返す。

リスト

ア イチドウに会する
イ イハツを継ぐ
ウ ウチョウテン
エ オンのジ
オ カンイッパツ
カ カンゼンする所なし
キ 興味シンシン
ク ジガ自賛
ケ 新規マきナオし
コ ゼンシャの轍を踏む
サ 濡れ手でアワ
シ ノるかソるか
ス ミエを切る
セ ミもフタもない

答え ❶エ(御・字) ❷ウ(有頂天) ❸オ(間一髪) ❹キ(津津[津々]) ❺ク(自画) ❻サ(粟) ❼イ(衣鉢) ❽ス(見得) ❾セ(身・蓋) ❿ア(一堂) ⓫ケ(蒔・直) ⓬シ(伸・反) ⓭カ(間然) ⓮コ(前車)

使い方に注意したい言葉　＊＊は間違いやすい意味・使い方

❶ 話や物語などの最も印象的な部分。
×話や物語の出だしの部分。

❷ 能力に比べて役目が軽いことを言う褒め言葉。
×能力に比べて役目が重すぎること。

❸ おかしくてたまらないこと。
×腹立たしくて仕方ないこと。

❹ 正しいと思うことを堂々と主張し、
大いに議論すること。
×多くの人がやかましく騒ぐさま。

❺ 多くの人がやかましく騒ぐさま。
×正しいと思うことを堂々と主張し、大いに議論すること。

❻ 不義理をしていたり面目ないことなどがあって、その家へ行きにくい。
×程度や難度が高い。

❼ たいして感心しない。おもしろいと思うほどのことはない。
×恐ろしくない。

❽ 喜んでする。努力を惜しまない。
×仕方なくする。

❾ 物事がすらすらと思い通りに進む。
×時流や大勢に逆らう。

❿ 「つまらないものでも、ないよりはあったほうがましである」ということをたとえた語で、
自分のことをへりくだって用いる。
×「人が集まればにぎやかになる」との意味で、他人に対して用いる。

⓫ 緊張したり遠慮したりすることなく、親しくつきあうことができる。
×油断できない。

リスト

ⓐ 枯れ木も山の賑わい
ⓑ 侃侃諤諤
ⓒ 気が置けない
ⓓ 喧喧囂囂
ⓔ さわり
ⓕ 敷居が高い
ⓖ ぞっとしない
ⓗ 流れに掉さす
ⓘ 噴飯もの
ⓙ 役不足
ⓚ やぶさかでない

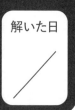
ことわざ①

左ページは意味的に対応することわざ、右ページは似た意味のことわざを、リストから選んで書きましょう。

意味が対応することわざ

1 昔千里も今一里

（＝優れた人でも、年をとれば劣ってしまうものだ）

2 蒔かぬ種は生えぬ

（＝何もせずによい結果を得ることはできない）

3 鯛の尾より鰯の頭

（＝大集団で人の尻にぶら下がっているより、小集団でも長となったほうがよい）

4 義を見てせざるは勇無きなり

（＝人として当然なすべきことだと知りながら実行しないのは勇気がないからだ）

5 瓜の蔓に茄子はならぬ

（＝平凡な親から優れた才をもつ子は生まれない）

6 好きこそものの上手なれ

（＝好きなことは熱心に努力するので上達する）

7 朱に交われば赤くなる

（＝人は周囲に影響されやすく、つきあう相手によりよくも悪くもなる）

8 急いては事を仕損じる

（＝焦って物事を行うと、かえって失敗を招いてしまう）

9 大は小を兼ねる

（＝大きいものは小さいものの役目も果たせ、使い道が広い）

10 船頭多くして船山に上る

（＝指図する人が多いと物事はまとまらず、とんでもない方向に行ってしまう）

リスト

- ㋐ 腐っても鯛（くさ・たい）
- ㋑ 先んずれば人を制す（さき・ひと・せい）
- ㋒ 触らぬ神に祟りなし（さわ・かみ・たた）
- ㋓ 三人寄れば文殊の知恵（さんにんよ・もんじゅ・ちえ）
- ㋔ 棚からぼた餅（たな・もち）
- ㋕ 泥中の蓮（でいちゅう・はす）
- ㋖ 鳶が鷹を生む（とび・たか・う）
- ㋗ 長持枕にならず（ながもちまくら）
- ㋘ 下手の横好き（へた・よこず）
- ㋙ 寄らば大樹の陰（よ・たいじゅ・かげ）

答え
- **1** ㋐
- **2** ㋔
- **3** ㋙
- **4** ㋒
- **5** ㋖
- **6** ㋘
- **7** ㋕
- **8** ㋑
- **9** ㋗
- **10** ㋓

似た意味のことわざ

1 渇しても盗泉の水を飲まず

(=貧しい境遇にあってもプライドをもって生きるべきだ)

☐☐☐☐☐☐☐☐☐☐

2 医者の不養生

(=理屈ではわかっていて正しいことを言いながら実行が伴っていないこと)

☐☐☐☐

3 上手の手から水が漏る

(=その道に優れた人でもときには間違えることもある)

☐☐☐☐☐☐☐

4 虎に翼

(=もともと強いものに、さらに強い力が加わること)

☐☐☐

5 見ぬもの清し

(=実態を知らなければ、汚いのに気づかず、気にもならないでいられる)

☐☐☐☐

6 蛙の面に水

(=どんな目にあっても、何も感じずに平気でいること)

☐☐☐☐☐

7 後は野となれ山となれ

(=目先のことさえ片付いてしまえば、あとはどうなろうとかまわない)

☐☐☐☐☐☐☐☐

8 虎口を逃れて竜穴に入る

(=次々に災難が襲って来ること)

☐☐☐☐☐☐☐

9 浅い川も深く渡れ

(=事を行うにあたっては、簡単なことであっても油断せず、注意して取り組むべきだ)

☐☐☐☐☐☐☐☐

10 捨てる神あれば拾う神あり

(=世の中には薄情な人ばかりではなく、困ったときに手を差し伸べてくれる情け深い人もいる)

☐☐☐☐☐☐☐☐

11 物言えば唇寒し秋の風

(=不用意に話したことが思いがけない災いを招くこともあるから、言葉はつつしんだほうがよい)

☐☐☐☐☐

リスト

- ㋐ 石橋を叩いて渡る
- ㋑ 一難去ってまた一難
- ㋒ 馬の耳に念仏
- ㋓ 鬼に金棒
- ㋔ 口は禍の元
- ㋕ 弘法にも筆の誤り
- ㋖ 紺屋の白袴
- ㋗ 知らぬが仏
- ㋘ 旅の恥は掻き捨て
- ㋙ 武士は食わねど高楊枝
- ㋚ 渡る世間に鬼はない

Q8 ことわざ②

解いた日 ／

当てはまる言葉を、リストから選んで書きましょう。

1 □にも□にもかからない

（＝あまりにひどく、扱いようがない）

2 □が吹けば□□が儲かる

（＝物事の因果関係は、巡り巡って不思議な結果になる）

3 □を貸して□□を取られる

（＝恩をあだで返される）

4 □を捨ててこそ浮かぶ□もあれ

（＝自分の命を投げ打つ覚悟があってこそ、窮地を脱して活路を見いだすことができる）

5 □□のために□□を買わず

（＝本人たちのためにならないから、子孫にあえて財産を残さないようにする）

6 □□の敵を□□で討つ

（＝意外な場所や全く別のことで以前の恨みを晴らす）

7 □を逐（お）う猟師は□を見ず

（＝目先の利益を追うことに夢中になっているものは、他のことを顧みない）

8 □のないところに□は立たぬ

（＝うわさが立つということは、何らかの原因があるからだ）

9 □をつついて□を出す

（＝余計なことをして、かえって災いを招いてしまう）

10 □清ければ□棲（す）まず

（＝あまりに清廉すぎると、かえって人に敬遠されて孤立してしまう）

11 聞いて□□見て□□

（＝聞いていた話と実際とで、まるっきり違っていること）

リスト

㋐ 魚（うお）	㋛ 長崎（ながさき）
㋑ 江戸（えど）	㋜ 箸（はし）
㋒ 桶屋（おけや）	㋝ 火（ひ）
㋓ 母屋（おもや）	㋞ 庇（ひさし）
㋔ 風（かぜ）	㋟ 美田（びでん）
㋕ 煙（けむり）	㋠ 蛇（へび）
㋖ 極楽（ごくらく）	㋡ 棒（ぼう）
㋗ 鹿（しか）	㋢ 身（み）
㋘ 地獄（じごく）	㋣ 水（みず）
㋙ 児孫（じそん）	㋤ 藪（やぶ）
㋚ 瀬（せ）	㋥ 山（やま）

[答え] 1 ㋜㋡　2 ㋔㋒　3 ㋞㋓　4 ㋢㋚　5 ㋙㋟　6 ㋑㋛　7 ㋗㋥　8 ㋝㋕　9 ㋤㋠　10 ㋣㋐　11 ㋖㋘

第3章

昭和・平成の
出来事

昭和も平成も、大きな変化があった時代でした。
衝撃的なニュース、心弾んだこと、
流行したものの数々をクイズにしました。
問題を解きながら思い出していきましょう。

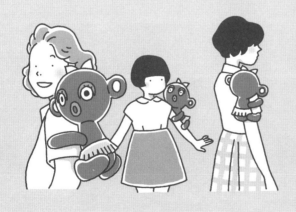
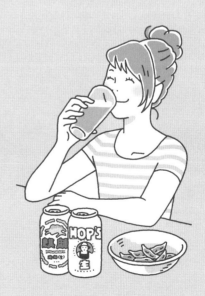

昭和・平成の建造物

当てはまる名称をリストから選んで書きましょう。
＊年度は竣工年

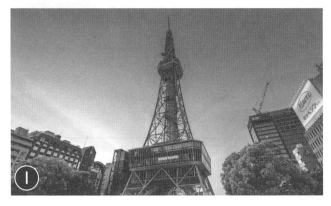

① 　□□□□□□□

札幌（32年）、東京（33年）より前に建った日本最古のもの。
（愛知／昭和29年）

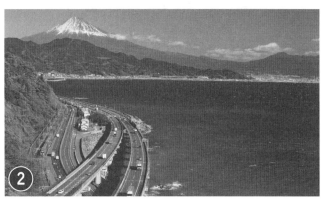

② 　□□□□□□□

東京―小牧間が、昭和44年に全線開通した。
小牧―西宮間の名神は、40年に全線開通。

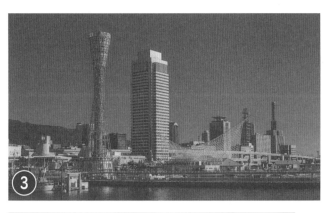

③ 　□□□□□□□

完成時は世界最大の人口島で、博覧会も開かれた。
（兵庫／昭和56年）

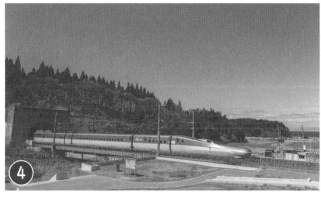

④ 　□□□□□□□

27年の歳月をかけて完成した世界最長の海底トンネル。
（北海道・青森／昭和63年）

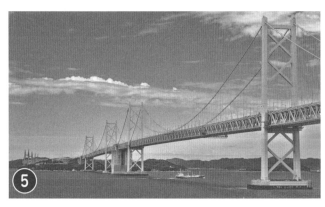

⑤ 　□□□□

香川と岡山をつなぐ10の橋の総称。世界最長の鉄道道
路併用橋。（昭和63年）

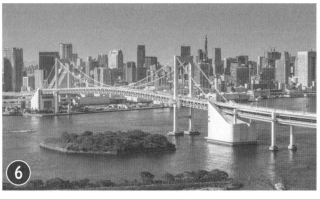

⑥ 　□□□□□□□□□

正式名称は東京港連絡橋。夜景の美しさや映画の舞台に
なったことでも有名に。（東京／平成5年）

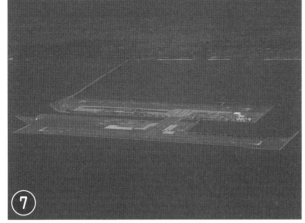

⑦

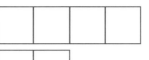

世界初の完全人工島の海上空港。陸から約 3.7 キロの橋がかかる。（大阪／平成6年）

リスト

- ⑦ あべのハルカス
- ⑦ 関西国際空港（かんさいこくさいくうこう）
- ⑨ しまなみ海道（かいどう）
- ⑨ スカイツリー
- ⑨ 青函トンネル（せいかん）
- ⑨ 瀬戸大橋（せとおおはし）
- ⑨ 中部国際空港（ちゅうぶこくさいくうこう）
- ⑨ 東京湾アクアライン（とうきょうわん）
- ⑨ 東名高速道路（とうめいこうそくどうろ）
- ⑨ 名古屋テレビ塔（なごや／とう）
- ⑨ ポートアイランド
- ⑨ レインボーブリッジ

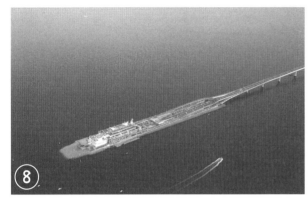

⑧

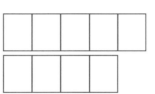

千葉と神奈川を車で 15 分ほどで結ぶ。橋とトンネルの接続部には人工島の海ほたるが。（平成9年）

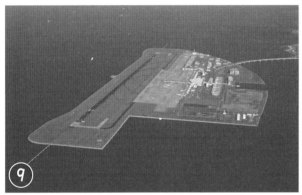

⑨

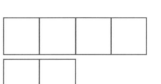

愛称はセントレア。⑦に次ぐ国内第二の海上国際空港。（愛知／平成17年）

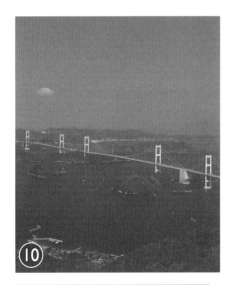

⑩

正式名称は西瀬戸自動車道。いくつもの橋があり、27 年かかって全線が開通した。（広島・愛媛／平成18年）

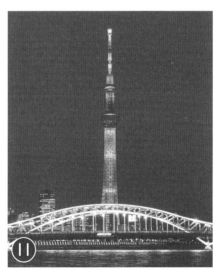

⑪

東京

東京タワーに替わる電波塔。高さは634m でタワーとしては世界一。（東京／平成24年）

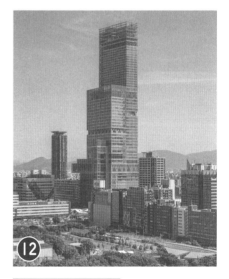

⑫

地上 60 階、高さ 300m。令和5年まで日本一高いビルだった。（大阪／平成26年）

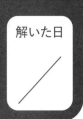

Q2 昭和・平成のヒット商品

解いた日　／

当てはまる名称をリストから選んで書きましょう。
＊かっこ内は、発売年と当時のメーカー。

昭和時代

❶ 三輪トラックと呼ばれて愛された。キャッチフレーズは「街のヘリコプター」。（32年／ダイハツ工業）

❷ 冷蔵庫の中にあった三角の脱臭剤。（33年／アメリカンドラッグコーポレーション）

❸ 手軽でたくさん吊るせるビニール製の衣装ケース。当初は花柄が多かった。（38年／村田合同）

❹ 日本初の横文字入りカバンは、学生のサブバッグとして大流行。つぶして持つのもかっこよかった。（43年／エース）

❺ ずり落ちると気持ち悪いしかっこ悪い…を解決し、女子中高生の必需品に。（47年／白元）

❻ 「シェーン、髪バック」「髪は長〜い友達」などのCMが流行った発毛促進剤。（48年／第一製薬〈現・第一三共ヘルスケア〉）

❼ 画期的だった手軽なレンズ付きフィルム。1986年以降、全世界累計17億本以上を販売。（61年／富士フイルム）

リスト

[ア] 写（うつ）ルンです
[イ] カロヤン
[ウ] キムコ
[エ] ソックタッチ
[オ] ファンシーケース
[カ] マジソンバッグ
[キ] ミゼット

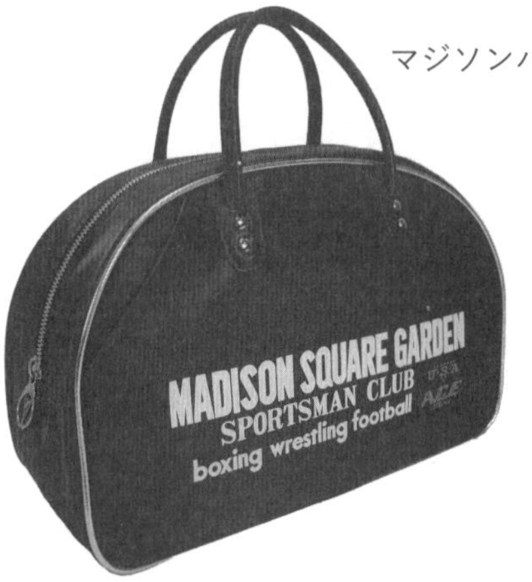

マジソンバッグ

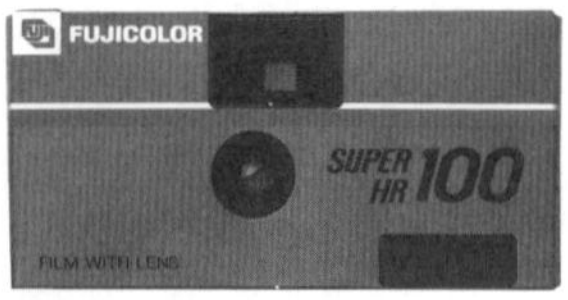

写ルンです

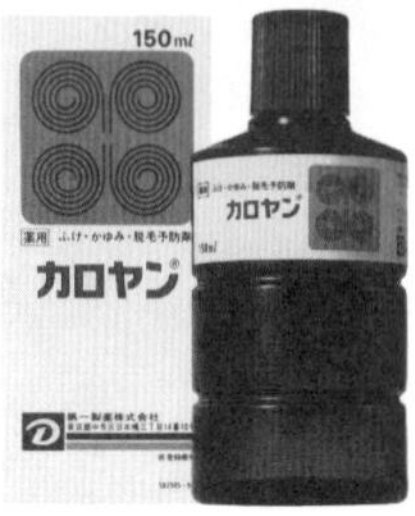

カロヤン

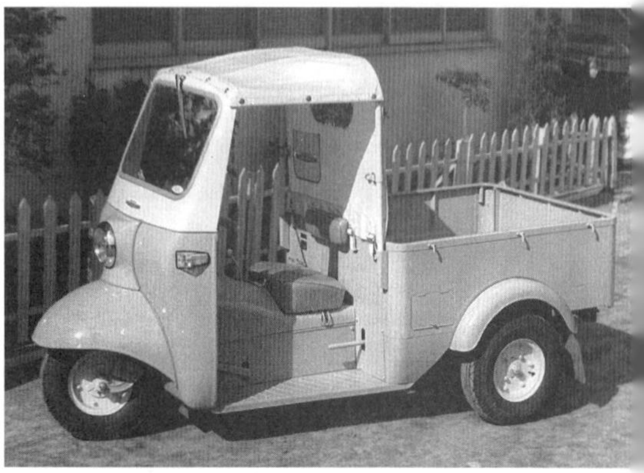
ミゼット（DKA型）

写真提供／エース株式会社、第一三共ヘルスケア、富士フイルム、ダイハツ工業株式会社、船井電機株式会社、東京テレメッセージ、©BANDAI、カシオ計算機

答え ❶[キ] ❷[ウ] ❸[オ] ❹[カ] ❺[エ] ❻[イ] ❼[ア]

平成時代

1 携帯型ゲーム機。発売4カ月で100万台以上を売り上げ、以後も争奪戦が続いた。
（元年／任天堂）

2 堅牢さが売り。昭和58年発売だが、映画「スピード」（6年公開）でキアヌ・リーブスがつけたことから人気に。（カシオ計算機）

3 昭和後期からあったが、2台目のテレビ、ビデオデッキとして平成になってブームに。

4 女子高生を中心に、4年ころから、数字のごろ合わせでメッセージを送るのが大流行。

5 手のひらサイズの電子おもちゃに、子どもも大人も夢中になった。（8年／バンダイ）

6 四足歩行のペットロボット。25万円だったが、わずか20分で予定の3千台が受注されたという。（11年／ソニー）

7 液晶薄型テレビで一時代を築いた。吉永小百合の美しいCMが記憶に残る。（13年／シャープ）

8 アメリカ軍の訓練がもとになっているエクササイズのDVDが大ヒット。（17年／ショップジャパン）

9 消せるボールペンはひと足先にヨーロッパで大ヒット。日本でも発売されるや大人気に。（19年／パイロット）

リスト

- (ア) AIBO （アイボ）
- (イ) AQUOS （アクオス）
- (ウ) ゲームボーイ
- (エ) G-SHOCK （ジーショック）
- (オ) たまごっち
- (カ) テレビデオ
- (キ) ビリーズブートキャンプ
- (ク) フリクション
- (ケ) ポケベル

テレビデオ

たまごっち

ポケベル

G-SHOCK

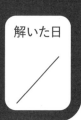

Q3 昭和・平成の重大ニュース

解いた日　／

当てはまる言葉をリストから選んで書きましょう。

昭和時代

[1] 34年、明仁（あきひと）皇太子ご成婚。出会いは軽井沢の□□□□□□だった。

[2] 39年、敗戦からの復興を示した東京オリンピック。□□□□国家初の開催でもあった。

[3] 44年、□□□□が過激化。東大安田講堂が占拠され、機動隊が動員された。

[4] 45年、終戦25周年。経済成長をとげた日本で□□□□□が開催される。

[5] 47年、□□が日本復帰。道路が車両右側通行から左側通行に変わった。

[6] 47年、札幌オリンピックのスキージャンプ競技の70m級で□□□□□□が金銀銅メダルを独占。

[7] 47年、□□□□がたてこもったあさま山荘事件。機動隊との攻防がテレビ中継された。

[8] 47年、友好のしるしにパンダとカモシカの交換も行われた日中□□□□□。

[9] 48年、第4次中東戦争で始まった□□□□□□□。トイレットペーパーが買い占められた。

[10] 51年、戦後最大の汚職収賄となった□□□□□事件。元首相の田中角栄（たなかかくえい）も逮捕された。

[11] 61年、初施行となった□□□□機会均等法。職場が年々変化した。

リスト

- ㋐ オイルショック
- ㋑ 沖縄（おきなわ）
- ㋒ 国交正常化（こっこうせいじょうか）
- ㋓ 大学紛争（だいがくふんそう）
- ㋔ 男女雇用（だんじょこよう）
- ㋕ テニスコート
- ㋖ 万国博覧会（ばんこくはくらんかい）
- ㋗ 日の丸飛行隊（ひのまるひこうたい）
- ㋘ 有色人種（ゆうしょくじんしゅ）
- ㋙ 連合赤軍（れんごうせきぐん）
- ㋚ ロッキード

答え [1]㋕ [2]㋘ [3]㋓ [4]㋖ [5]㋑ [6]㋗ [7]㋙ [8]㋒ [9]㋐ [10]㋚ [11]㋔

平成時代

1 元年、初めて□□□が導入。このときは3%だった。

2 5年、皇太子徳仁親王と□□□雅子さんがご成婚。

3 5年、細川護熙首相のもと、8派連立の□□□□内閣が成立した。

4 7年、阪神・淡路大震災では、地盤が軟弱化する□□□□□が見られ、甚大な被害を出した。

5 7年、□□□□□□信者により、地下鉄車両内にサリンをまくテロ事件が発生した。

6 10年、□□□□□□□□開催。

7 14年、これまでの「つめこみ教育」から「ゆとり教育」へ。学校の□□□□□□がスタート。

8 14年、北朝鮮は日本人□□を認め、10月、5人の被害者が帰国した。

9 17年、小泉純一郎内閣のもとで□□□□□法が成立。19年にスタートした。

10 20年、リーマンショックから□□□□□□が発生し、日本株も暴落。

11 21年、衆議院選挙で□□□が圧勝。非自民政権が誕生した。

12 23年、地上テレビジョン放送はデジタル方式のテレビ放送、略して□□□へ完全移行。

13 □□□□□の作製技術を確立した山中伸弥教授が、24年にノーベル医学生理学賞を受賞。

リスト

㋐ iPS細胞
㋑ 液状化現象
㋒ オウム真理教
㋓ 小和田
㋔ 完全週5日制
㋕ 消費税
㋖ 世界金融危機
㋗ 地デジ
㋘ 長野オリンピック
㋙ 非自民党
㋚ 民主党
㋛ 郵政民営化
㋜ 拉致

答え 1 ㋕　2 ㋓　3 ㋙　4 ㋑　5 ㋒　6 ㋘　7 ㋔　8 ㋜　9 ㋛　10 ㋖　11 ㋚　12 ㋗　13 ㋐

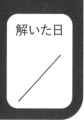

Q4 昭和・平成の政治家・実業家

解いた日 ／

当てはまる人名や言葉をリストから選んで書きましょう。

政治家

1 昭和16年首相就任の 　　　　　 は、太平洋戦争のA級戦犯となり自殺を図るも、救出されて絞首刑に。

2 昭和42年に都知事となった 　　　　　 は、革新都知事として福祉に力を注いだ。

3 昭和51年に71歳で首相になった福田赳夫は 　　　　　 を創設し、王貞治を表彰。

4 岩手県出身の鈴木善幸が首相を務めていた昭和57年、盛岡までの 　　　　　 が開通した。

5 平成元年の参院選で土井たか子率いる社会党が改選第一党に。女性候補が多く 　　　　　 と言われた。

6 平成7年、無党派層の支持を受け、青島幸男が東京都知事に、 　　　　　 が大阪府知事に当選。

7 平成8年、橋本龍太郎首相が在任中に起こったのは「在ペルー 　　　　　 占拠事件」。

8 平成13年、第一次小泉内閣で日本初の女性外務大臣になった 　　　　　 。父は田中角栄。

9 宝塚歌劇団出身の 　　　　　 は、平成16年から3年間、女性初の参議院議長を務めた。

10 平成21年、衆院選で民主党が308議席を獲得。 　　　　　 首相が誕生し「政権交代」が流行語大賞に。

リスト

ア 扇千景（おおぎちかげ）
イ 国民栄誉賞（こくみんえいよしょう）
ウ 田中眞紀子（たなかまきこ）
エ 東条英機（とうじょうひでき）
オ 東北新幹線（とうほくしんかんせん）
カ 日本大使公邸（にほんたいしこうてい）
キ 鳩山由紀夫（はとやまゆきお）
ク マドンナ旋風（せんぷう）
ケ 美濃部亮吉（みのべりょうきち）
コ 横山ノック（よこやま）

72 答え **1** エ **2** ケ **3** イ **4** オ **5** ク **6** コ **7** カ **8** ウ **9** ア **10** キ

実業家

リスト

- ㋐ アンテナ
- ㋑ 出光（いでみつ）
- ㋒ 井深大（いぶかまさる）
- ㋓ 笹川良一（ささかわりょういち）
- ㋔ サントリー
- ㋕ 日本航空（にほんこうくう）
- ㋖ 野間清治（のませいじ）
- ㋗ 藤田田（ふじたでん）
- ㋘ 本田宗一郎（ほんだそういちろう）
- ㋙ 松下幸之助（まつしたこうのすけ）
- ㋚ ユニクロ

1. 現パナソニックホールディングスの創業者 □□□□□ は、経営の神様と呼ばれた。

2. 昭和21年に東京通信工業（後のソニー）を創業したのは □□□ と盛田昭夫（もりたあきお）。

3. 昭和28年、イギリスと係争中のイランから、イラン国民と日本の経済発展のため石油の輸入をしたのは、□□ 佐三（さぞう）が創業した □□ 興産。

4. 昭和30年に全国モーターボート競走会連合会会長、昭和37年に日本船舶振興会会長に就いた □□□□ 。

5. 昭和33年に発売されたスーパーカブは日本中に普及。□□□□□ はこの会社の創業者。

6. 講談社を創業した □□□□ は、数々の雑誌を発行して昭和前期の出版界をリードし、雑誌王の異名をとった。

7. 昭和46年にアメリカからフランチャイズ権を獲得、日本マクドナルドを設立した □□□ 。

8. 電気・通信工学の研究者で、日本の十大発明家に選ばれる八木秀次（やぎひでつぐ）は、昭和27年、八木 □□□□ 株式会社社長に就任。

9. 文化事業にも熱心に取り組む佐治敬三（さじけいぞう）は、□□□□□ の二代目社長。昭和46年、ACジャパンの発起人となった。

10. 柳井正（やないただし）は、昭和59年に開店した衣料店 □□□□ で成功し、たびたび日本長者番付トップとなっている。

11. 京セラの創業者・稲盛和夫（いなもりかずお）は平成22年、破綻寸前の □□□□ の会長に就任、3年ほどで再生させた。

答え 1 ㋙ 2 ㋒ 3 ㋑ 4 ㋓ 5 ㋘ 6 ㋖ 7 ㋗ 8 ㋐ 9 ㋔ 10 ㋚ 11 ㋕

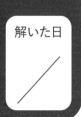
懐かしい昭和の暮らし

当てはまる言葉をリストから選んで書きましょう。

❶ 男の子の髪は ☐☐☐☐ で刈り上げるのが当たり前。

学校へ行くとみんなに下から上へとさわられた。

❷ 女の子の髪型は ☐☐☐☐ が普通。母親に切りそろえてもらうことが多かった。

❸ 子どもたちの運動靴は布製が主流で ☐☐☐ と呼ばれていた。

❹ 日本人の器用さが生かされた ☐☐☐ のおもちゃは、戦後の輸出品として
経済復興にも貢献。

❺ おもちゃの動力はほぼ ☐☐☐☐ 。振り子つきの柱時計もこれを巻いた。

❻ 電気掃除機の普及は40年代。それまではホウキギや ☐☐☐ で作った
ほうきを使っていた。

❼ 洗濯機の脱水は、脇についた2つのゴム製の ☐☐☐☐ で
洗濯物を挟んで絞るものだった。

❽ 国産初の冷蔵庫は5年に完成。36年には氷が作れる ☐☐☐ つきが発売された。

❾ 夏の夜は戸を開けて外気を入れた。寝室に吊るされたのが ☐☐ 。
すばやくめくって入った。

❿ 電気ごたつが普及するまでは、ほりごたつの中に炭や ☐☐ を入れていた。

⓫ 注文をとり、配達してくれる商店の ☐☐☐☐ は、勝手口から顔を出した。

⓬ 野菜や魚などを背負って売り歩く ☐☐ さん。電車で大荷物をかつぐ女性を
よく見かけた。

⓭ 薬の⓬もあり、☐☐☐ が普及していた。

答え　❶タ　❷ウ　❸サ　❹テ　❺シ　❻コ　❼ネ
❽ナ　❾オ　❿ニ　⓫カ　⓬キ　⓭エ

⑭ 今のような手軽なプラ容器がなく、薬は□□□□と呼ばれた小瓶に入っていた。

⑮ 屋台のラーメン屋さんや豆腐屋さんは、客を呼ぶ□□□□□という楽器を吹いていた。

⑯ 盛り場には、ギターやアコーディオンを持った□□と呼ばれる人がいた。

⑰ 広い空に、広告の垂れ幕の文字がなびいた□□□□□□。

⑱ 体の前後に看板を着けて通りを歩いて宣伝するのは□□□□□□□。

⑲ 高度成長期のラッシュはすさまじく、乗客に押されてガラスが割れたり失神者が出るほどで、通勤□□と呼ばれた。

⑳ 旅行の土産は、風景などが描かれた細長い三角形の□□□□が定番だった。

㉑ 日劇ウエスタンカーニバルをきっかけに、リーゼントヘア、革ジャンといった□□□□□族ファッションが人気に。

㉒ ヒッピー文化に影響された幅広の長ズボン、ベルボトムが流行。当時日本では□□□□□と呼ばれた。

㉓ 誰もが夢中になって腰を振って回したのは□□□□。

㉔ 30年代に爆発的に流行った□□□□□。二の腕につけて歩いた。

リスト

- ㋐ アドバルーン
- ㋑ アンプル
- ㋒ おかっぱ
- ㋓ 置き薬（おくすり）
- ㋔ 蚊帳（かや）
- ㋕ 御用聞き（ごようき）
- ㋖ 行商（ぎょうしょう）
- ㋗ サンドイッチマン
- ㋘ 地獄（じごく）
- ㋙ シュロ
- ㋚ ズック
- ㋛ ゼンマイ
- ㋜ ダッコちゃん
- ㋝ チャルメラ
- ㋞ 流し（ながし）
- ㋟ バリカン
- ㋠ パンタロン
- ㋡ フラフープ
- ㋢ ブリキ
- ㋣ ペナント
- ㋤ 冷凍室（れいとうしつ）
- ㋥ 練炭（れんたん）
- ㋦ ロカビリー
- ㋧ ローラー

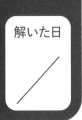

Q6 昭和の映画とスター

解いた日 ／

当てはまる映画作品のタイトルとスターの名前を、リストから選んで書きましょう。

映画作品

1 吉永小百合が当時最年少でブルーリボン賞主演女優賞を獲得。(37年)
□□□□□□□□□

2 クレージー映画の第1作。植木等演じる破天荒な主人公が人気爆発。(37年)
□□□□□□□□□

3 江戸時代の医師と人々の生活を描いたヒューマンドラマの名作。三船敏郎・加山雄三主演。(40年)
□□□

4 山田洋次監督の人気シリーズは、主人公の愛されるキャラと回ごとのマドンナ役の魅力で26年間続いた。(44年)
□□□□□□

5 若山富三郎主演の剣の達人と幼い息子の旅物語。テレビ版の主演は萬屋錦之介。(47年)
□□□□

6 企画から完成まで14年かかったという、放浪シーンが印象的な大作。松本清張原作、丹波哲郎主演。(49年)
□□□

7 ロシアとの戦争を想定した雪中行軍訓練での悲劇。「天は我々を見放した」は流行語に。(52年)
□□□□

8 「母さん、ぼくのあの帽子…」というセリフと、ジョー山中の主題歌のCMで大ヒット。(52年)
□□□□□

9 黒澤明監督、仲代達矢主演の戦国時代劇。カンヌ国際映画祭でパルム・ドールを受賞。(55年)
□□□

10 小松左京原作の角川映画のSF大作。オリヴィア・ハッセーも出演。(55年)
□□□□

11 実話をもとにしたタロとジロの感動ストーリー。(58年)
□□□□

リスト

㋐ 赤ひげ
㋑ 男はつらいよ
㋒ 影武者
㋓ キューポラのある街
㋔ 子連れ狼
㋕ 砂の器
㋖ 南極物語
㋗ ニッポン無責任時代
㋘ 人間の証明
㋙ 八甲田山
㋚ 復活の日

答え 1 ㋓ 2 ㋗ 3 ㋐ 4 ㋑ 5 ㋔ 6 ㋕ 7 ㋙ 8 ㋘ 9 ㋒ 10 ㋚ 11 ㋖

映画スター

1 「夫婦善哉」で淡島千景と共演。ミュージカル「屋根の上のヴァイオリン弾き」でも高い評価を得た。

2 「座頭市物語」で確固たる地位を築いた。豪放磊落なイメージで愛された。

3 「復讐するは我にあり」や「楢山節考」など、今村昌平作品でしばしば主演を務めた。

4 モデルから俳優へ転身。「仁義なき戦い」や「トラック野郎」シリーズで人気を博した。

5 若大将シリーズで有名。作品中で歌った自作の歌も大ヒットした。

6 「下町の太陽」に主演。「男はつらいよ」シリーズなど、山田洋次作品に欠かせない名優。

7 国民の恋人と称された。「震える舌」で、ブルーリボン賞主演女優賞受賞。

8 伊丹十三作品に数多く出演。「マルサの女」で日本アカデミー賞最優秀主演女優賞を受賞。

9 「蘇える金狼」「野獣死すべし」主演のアクションスター。病気のため40歳で他界。

10 「なめたらいかんぜよ!」の「鬼龍院花子の生涯」でブルーリボン賞主演女優賞を受賞。

11 「青春の門」、「あゝ野麦峠」などに出演。ミュージカルにも才能を発揮。

12 千葉真一主宰のJACに所属したアクションスター。「麻雀放浪記」では"坊や哲"を好演。

リスト

- (ア) 大竹しのぶ
- (イ) 緒形拳
- (ウ) 勝新太郎
- (エ) 加山雄三
- (オ) 真田広之
- (カ) 菅原文太
- (キ) 十朱幸代
- (ク) 夏目雅子
- (ケ) 倍賞千恵子
- (コ) 松田優作
- (サ) 宮本信子
- (シ) 森繁久彌

答え **1** シ **2** ウ **3** イ **4** カ **5** エ **6** ケ **7** キ **8** サ **9** コ **10** ク **11** ア **12** オ

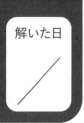

昭和のテレビ番組

当てはまるテレビ番組のタイトルをリストから選んで書きましょう。

バラエティ番組

❶ 33年に始まった「ロッテ ☐☐☐☐☐☐」は、
司会者玉置宏（たまおきひろし）の「一週間のご無沙汰でした」から始まった。

❷ 34年に始まった ☐・☐☐☐☐☐☐☐。
冒頭の歌を子どもたちは「引っぱれ〜」だと勘違いした。

❸ トニー谷の「あなたのお名前なんてぇの?」が流行った
☐☐☐☐☐☐☐。

❹ 40年から57年まで続いた ☐☐☐☐☐☐。
司会はもとNHKアナウンサー。

❺ 「再現フィルム」の過激シーンや、泉（いずみ）ピン子（こ）らのあけすけな
トークで高視聴率を獲得した
「テレビ三面記事（さんめんきじ）☐☐☐☐☐☐☐☐☐」。

❻ 放送作家出身の2人が盛り上げた「巨泉（きょせん）・前武（まえたけ）☐☐☐☐☐☐!」。
「アッと驚く為五郎」などの流行語も誕生。

❼ 公開バラエティ番組 ☐☐☐☐☐☐☐☐☐☐☐ では若手芸人が
多く出演し、明石家（あかしや）さんまなどが売れっ子に。

❽ 土曜の8時、子どもたちがテレビに釘づけになった「8時だヨ!☐☐☐☐」。
最高視聴率は50.5%を記録。

❾ 49〜61年、アイドル全盛期にNHKホールで公開収録された
☐☐☐☐☐☐☐☐。前身は「ステージ101」。

❿ 50年から始まった「欽（きん）ちゃんの ☐☐☐☐☐☐☐☐!」。
初代アシスタントは香坂（こうさか）みゆき。

リスト

- ㋐ アベック歌合戦（うたがっせん）
- ㋑ ウィークエンダー
- ㋒ 歌（うた）のアルバム
- ㋓ 小川宏（おがわひろし）ショー
- ㋔ ゲバゲバ90分（ぷん）
- ㋕ ザ・ヒットパレード
- ㋖ 全員集合（ぜんいんしゅうごう）
- ㋗ ドンとやってみよう
- ㋘ ヤングおー!おー!
- ㋙ レッツゴーヤング

78 答え ❶㋒ ❷㋕ ❸㋐ ❹㋓ ❺㋑ ❻㋔ ❼㋘ ❽㋖ ❾㋙ ❿㋗

テレビドラマ

1 38〜44年放映の時代劇 ◻︎◻︎◻︎◻︎ は、
丹波哲郎（たんばてつろう）、平幹二朗（ひらみきじろう）、長門勇（ながといさむ）の3人でスタート。

2 難病で死別する男女の文通を書籍化した
◻︎◻︎◻︎◻︎◻︎◻︎◻︎◻︎ は
39年にドラマ化。映画にもなった。

3 大川橋蔵（おおかわはしぞう）主演の時代劇 ◻︎◻︎◻︎ は
テレビドラマ史上最長記録を達成した。

4 千葉真一（ちばしんいち）のアクションが人気の ◻︎◻︎◻︎◻︎◻︎ 。
子どもは寝る時間帯だったが、こっそり見ていた。

5 原作は長谷川町子（はせがわまちこ）。◻︎◻︎◻︎◻︎◻︎◻︎ は、
青島幸男（あおしまゆきお）主演で42年と56年の2回もドラマ化。

6 田宮二郎（たみやじろう）主演で人気を博した ◻︎◻︎◻︎◻︎ 。平成には唐沢寿明（からさわとしあき）主演でドラマ化。

7 47〜48年に放送された ◻︎◻︎◻︎◻︎◻︎ は殺し屋を主人公とした時代劇。
シリーズとして長く続く。

8 当時人気絶頂の山口百恵（やまぐちももえ）を起用した ◻︎◻︎◻︎◻︎ 。宇津井健（うついけん）が父親役。
以後もシリーズは続いた。

9 中村雅俊（なかむらまさとし）、秋野太作（あきのたいさく）、田中健（たなかけん）が演じた青春ドラマ ◻︎◻︎◻︎◻︎◻︎ 。
中村が歌う主題歌もヒット。

10 ◻︎◻︎◻︎◻︎◻︎◻︎ では、料亭で働く
板前の青年を萩原健一（はぎわらけんいち）が好演。

11 水谷豊（みずたにゆたか）が小学校教師を熱演した ◻︎◻︎◻︎◻︎ 。

12 主題歌「CHA-CHA-CHA」も大ヒット。鎌田敏夫（かまたとしお）脚本の
恋愛ドラマの傑作 ◻︎◻︎◻︎◻︎◻︎◻︎ 。

リスト

- ㋐ 愛と死を見つめて（あいとしをみつめて）
- ㋑ 赤い迷路（あかいめいろ）
- ㋒ 意地悪ばあさん（いじわるばあさん）
- ㋓ 俺たちの旅（おれたちのたび）
- ㋔ キイハンター
- ㋕ 三匹の侍（さんびきのさむらい）
- ㋖ 白い巨塔（しろいきょとう）
- ㋗ 銭形平次（ぜにがたへいじ）
- ㋘ 前略おふくろ様（ぜんりゃくおふくろさま）
- ㋙ 男女7人夏物語（だんじょ にんなつものがたり）
- ㋚ 必殺仕掛人（ひっさつしかけにん）
- ㋛ 熱中時代（ねっちゅうじだい）

答え **1** ㋕ **2** ㋐ **3** ㋗ **4** ㋔ **5** ㋒ **6** ㋖
7 ㋚ **8** ㋑ **9** ㋓ **10** ㋘ **11** ㋛ **12** ㋙

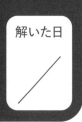

昭和のヒット曲

次のヒット曲のアーティストを、リストから選んで書きましょう。

昭和 30 〜 40 年代

❶ 有楽町で逢いましょう (32年) ☐☐☐☐☐

❷ おーい中村君 (33年) ☐☐☐☐

❸ 王将 (36年) ☐☐☐

❹ いつでも夢を (37年) ☐☐☐ と吉永小百合

❺ 高校三年生 (38年) ☐☐☐☐

❻ こんにちは赤ちゃん (38年) ☐☐☐☐

❼ 柔 (39年) ☐☐☐☐☐

❽ お座敷小唄 (39年) ☐☐☐ とマヒナスターズ と松尾和子

❾ 涙の連絡船 (40年) ☐☐☐☐

❿ 恋の季節 (43年) ☐☐☐☐ とキラーズ

⓫ また逢う日まで (46年) ☐☐☐☐☐

⓬ 瀬戸の花嫁 (47年) ☐☐☐☐☐

⓭ 女のみち (47年) ☐☐☐☐☐☐

⓮ なみだの操 (48年) ☐☐☐☐☐☐

⓯ 昭和枯れすすき (49年) ☐☐☐☐☐

リスト

- ㋐ 梓みちよ
- ㋑ 尾崎紀世彦
- ㋒ 小柳ルミ子
- ㋓ さくらと一郎
- ㋔ 殿さまキングス
- ㋕ 橋幸夫
- ㋖ ぴんからトリオ
- ㋗ ピンキー
- ㋘ 舟木一夫
- ㋙ フランク永井
- ㋚ 美空ひばり
- ㋛ 都はるみ
- ㋜ 村田英雄
- ㋝ 若原一郎
- ㋞ 和田弘

答え コ セ ス カ ケ ア サ ソ
❾ シ ❿ ク ⓫ イ ⓬ ウ ⓭ キ ⓮ オ ⓯ エ

昭和50年代

1 年下の男の子 (50年)　□□□□□□□

2 シクラメンのかほり (50年)　□□□

3 横須賀ストーリー (51年)　□□□□

4 ペッパー警部 (51年)　□□□・□□□□

5 津軽海峡・冬景色 (52年)　□□□□□

6 北国の春 (52年)　□□□

7 わかれうた (52年)　□□□□□

8 時間よ止まれ (53年)　□□□□

9 魅せられて (54年)　□□□□・□□□

10 YOUNG MAN (Y.M.C.A.) (54年)　□□□□

11 いとしのエリー (54年)　□□□□□□□□□□

12 雨の慕情 (55年)　□□□□

13 青い珊瑚礁 (55年)　□□□□

14 北酒場 (57年)　□□□□□

15 さざんかの宿 (57年)　□□□□

16 少女A (57年)　□□□□

リスト

- ㋐ 石川さゆり (いしかわ)
- ㋑ 大川栄策 (おおかわえいさく)
- ㋒ キャンディーズ
- ㋓ 西城秀樹 (さいじょうひでき)
- ㋔ サザンオールスターズ
- ㋕ ジュディ・オング
- ㋖ 千昌夫 (せんまさお)
- ㋗ 中島みゆき (なかじま)
- ㋘ 中森明菜 (なかもりあきな)
- ㋙ ピンク・レディー
- ㋚ 布施明 (ふせあきら)
- ㋛ 細川たかし (ほそかわ)
- ㋜ 松田聖子 (まつだせいこ)
- ㋝ 矢沢永吉 (やざわえいきち)
- ㋞ 八代亜紀 (やしろあき)
- ㋟ 山口百恵 (やまぐちももえ)

答え　**1**㋒　**2**㋚　**3**㋟　**4**㋙　**5**㋐　**6**㋖　**7**㋗　**8**㋝　**9**㋕　**10**㋓　**11**㋔　**12**㋞　**13**㋜　**14**㋛　**15**㋑　**16**㋘

懐かしの洋画

左ページは映画タイトルから連想される俳優名を、右ページは当てはまる映画のタイトルをリストから選んで書きましょう。

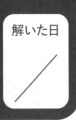

映画スター

1 風と共に去りぬ
欲望という名の電車

2 カサブランカ
誰が為に鐘は鳴る

3 七年目の浮気
お熱いのがお好き

4 ローマの休日
ティファニーで朝食を

5 喝采
上流社会

6 クレオパトラ
ジャイアンツ

7 ひまわり
昨日・今日・明日

8 駅馬車
静かなる男

9 ベン・ハー
猿の惑星

10 明日に向って撃て!
スティング

11 007は殺しの番号
007ゴールドフィンガー

12 エデンの東
理由なき反抗

13 太陽がいっぱい
ボルサリーノ

リスト

ア アラン・ドロン
イ イングリッド・バーグマン
ウ エリザベス・テイラー
エ オードリー・ヘップバーン
オ グレース・ケリー
カ ジェームズ・ディーン
キ ショーン・コネリー
ク ジョン・ウェイン
ケ ソフィア・ローレン
コ チャールトン・ヘストン
サ ビビアン・リー
シ ポール・ニューマン
ス マリリン・モンロー

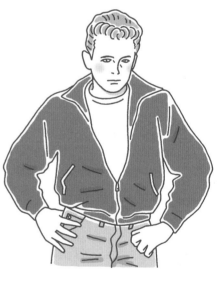

答え サ イ ❸ス ❹エ ❺オ ❻ウ ❼ケ
❽ク ❾コ ⓿シ ⓫キ ⓬カ ⓭ア

1960 年代 70 年代の映画

1 上役たちの不倫の場に、自分の部屋を貸す会社員を
ジャック・レモンが演じたロマンティック・コメディ。 (1960)

□□□□□□□□□□

リスト

- ㋐ アパートの鍵貸します
- ㋑ グリース
- ㋒ ゴッドファーザー
- ㋓ サウンド・オブ・ミュージック
- ㋔ 史上最大の作戦
- ㋕ ジョーズ
- ㋖ スーパーマン
- ㋗ 卒業
- ㋘ 101匹わんちゃん大行進
- ㋙ マイ・フェア・レディ
- ㋚ ミクロの決死圏
- ㋛ ローズマリーの赤ちゃん

2 ダルメシアンの子犬をめぐるディズニーアニメ。 (1961)

□□□□□□□□

3 ノルマンディー上陸作戦を描く。ジョン・ウェインら名優が共演。
(1962)

□□□□□□

4 花売り娘イライザが、ヒギンズ教授のもとでレディになっていく。
(1964)

□□□・□□□・□

5 家庭教師のマリアがトラップ一家を変えていく。 (1965)

□□□□□□・□□・□□□□

6 科学者が小さくなり、潜航艇に乗って脳内に入って行く。 (1966)

□□□□□□

7 花嫁を奪うシーンが有名。サイモン&ガーファンクルの楽曲も印象的。 (1967)

□□

8 ミア・ファロー主演のホラー映画。悪魔の恐怖に震え上がった。 (1968)

□□□□□□□□□□□□□

9 イタリア系移民一族の悲哀を描いたスケールの
大きな傑作。マーロン・ブランド主演。 (1972)

□□□□□□□□

10 音楽にも慄いた海洋アクションスリラーは、スピルバーグ監督の
出世作。 (1975)

□□□□

11 ジョン・トラボルタとオリビア・ニュートン・ジョンが演じた、
おしゃれな学園ミュージカル。 (1978)

□□□□

12 新聞記者クラーク・ケントが正義の味方となって活躍する痛快活劇。 (1978)

□□□□□□

答え
1 ㋐　**2** ㋘　**3** ㋔　**4** ㋙　**5** ㋓　**6** ㋚
7 ㋗　**8** ㋛　**9** ㋒　**10** ㋕　**11** ㋑　**12** ㋖

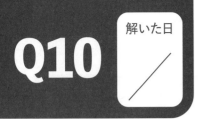

昭和・平成のスポーツニュース

当てはまる人名や言葉をリストから選んで書きましょう。

昭和時代

1 プロ野球史上初のノーヒットノーランを達成した

☐☐☐☐。日米野球でベーブ・ルースも抑えた。

2 国民的人気を誇った大横綱 ☐☐☐ は、14年に

現在も破られていない69連勝を記録。

3 39年の東京五輪、金メダル第1号は重量挙げの

☐☐☐☐。

4 西鉄ライオンズに入団するも45年にプロゴルファーに転向した

☐☐☐☐。翌年には日本プロで初優勝。

5 打撃の神様と呼ばれた ☐☐☐☐ は、

読売ジャイアンツの監督として48年に「V9」を達成。

6 49年、21歳2カ月の史上最年少で横綱に昇進した

☐☐☐ は、憎らしいほど強いと言われ、大相撲を盛り上げた。

7 52年から世界自転車選手権10連覇を達成した ☐☐☐☐ は、海外で活躍するスポーツ選手のパイオニア。

8 旧ソ連およびウクライナの棒高跳びの選手。58年から世界陸上で6連覇を成し遂げた鳥人

☐☐☐。

9 ☐☐☐☐ は、61年のFIFAワールドカップで、ハンドの反則が見逃されて

ゴールが認められ、神の手と呼ばれた。

10 62年の世界陸上100m走でカール・ルイスを破った

☐☐☐・☐☐☐☐。ソウル五輪ではドーピングで金メダルを剥奪。

リスト

- ㋐ 尾崎将司（おざきまさし）
- ㋑ 川上哲治（かわかみてつはる）
- ㋒ 北の湖（きたのうみ）
- ㋓ 沢村栄治（さわむらえいじ）
- ㋔ 中野浩一（なかのこういち）
- ㋕ 双葉山（ふたばやま）
- ㋖ ブブカ
- ㋗ ベン・ジョンソン
- ㋘ マラドーナ
- ㋙ 三宅義信（みやけよしのぶ）

84

答え ❶ エ ❷ カ ❸ コ ❹ ア ❺ イ ❻ ウ ❼ オ ❽ キ ❾ ケ ❿ ク

平成時代

1 4年のバルセロナ五輪の競泳で、14歳で金メダルをとった

□□□□ は「今まで生きてた中で一番幸せです」

と言って話題に。

2 バルセロナ五輪で銀、8年のアトランタ五輪で銅メダルを獲得。

「初めて自分で自分をほめたい」と語った □□□□ 。

3 7年のウィンブルドン選手権シングルスでベスト8に進んだ

□□□□ は、現在は熱いスポーツキャスター。

4 7年、近鉄バファローズから大リーグ、ドジャースへ移籍した

□□□□ 。「トルネード投法」で知られる。

5 9年、□□□□・□□□ は史上最年少

の21歳でマスターズ優勝。生涯獲得賞金歴代1位。

6 日本人女子初の冬季五輪金メダルを、10年の長野大会で

獲得した里谷多英(さとやたえ)。種目はフリースタイルスキーの □□□□ 。

7 12年のシドニー五輪。マラソンの □□□□ は34km過ぎでサングラスを投げて
スパートし、金メダルを獲得。

8 13年から始まったスポーツ振興くじ □□□□ 。100円から購入でき、5億円
当選のチャンスがある。

9 16年のアテネ五輪。体操男子団体総合で日本は28年ぶりに金メダル。冨田(とみた)選手の鉄棒で
「伸身の新月面が描く放物線は、□□□□□□ だ」と実況された。

10 17年の箱根駅伝5区で、史上最多の11人抜きをした順天堂大学の今井正人(いまいまさと)は

初代 □□□ 。

11 19年、□□□ は15歳で日本のプロゴルフ大会で史上最年少優勝。

ハニカミ王子と呼ばれた。

リスト

- ⑦ 有森裕子(ありもりゆうこ)
- ⑦ 石川遼(いしかわりょう)
- ⑦ 岩崎恭子(いわさききょうこ)
- ⑦ 栄光への架け橋(えいこうへのかけはし)
- ⑦ タイガー・ウッズ
- ⑦ 高橋尚子(たかはしなおこ)
- ⑦ toto
- ⑦ 野茂英雄(のもひでお)
- ⑦ 松岡修造(まつおかしゅうぞう)
- ⑦ モーグル
- ⑦ 山の神(やまのかみ)

答え ❶ウ ❷ア ❸ケ ❹ク ❺オ ❻コ
❼カ ❽キ ❾エ ❿サ ⓫イ

85

Q11 解いた日 ／

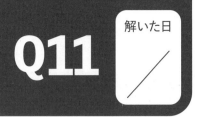

平成・昭和の流行語

当てはまる言葉をリストから選んで書きましょう。

平成時代

1 厚顔無恥なおばさんを表す□□□□□□。元年、社会党の土井委員長もこの言葉でパワーをアピールした。

2 2年、漫画で描かれた若い女性だが行動は親父そのものという□□□□□□が大ウケ。

3 松下電器が洗濯機のプログラムに使った□□□□。白黒つけたくない日本人にフィットした!?

4 女性からの送り迎えの依頼に応じる□□□□くんは、バブル期を象徴する流行語のひとつ。

5 チャーリー浜が吉本新喜劇で使っていた「…じゃ□□□□□□□」。3年、CMをきっかけに全国的な流行語に。

6 6年、CMでの宮沢りえの「□□□□□□がありました」は、本人の私生活を連想させて大流行。

7 9年、小説タイトルから生まれた「□□□する」が流行語となり、まるで不倫を肯定するかのような風潮に。

8 漫画家のみうらじゅんが言い出した□□□□□は、世の中の流行とは関係なく、自分だけのもの。

9 17年、女性にモテようとオシャレに気を遣う中年男性が□□□□□オヤジと呼ばれた。

10 平成不況を経て、一億総中流社会から□□□□に転じていると報じられ、18年に流行語に。

リスト

㋐ アッシー
㋑ あ～りませんか
㋒ オバタリアン
㋓ オヤジギャル
㋔ 格差社会
㋕ 失楽園
㋖ すったもんだ
㋗ ちょいモテ
㋘ ファジィ
㋙ マイブーム

[答え] 1 ㋒ 2 ㋓ 3 ㋘ 4 ㋐ 5 ㋑ 6 ㋖ 7 ㋕ 8 ㋙ 9 ㋗ 10 ㋔

昭和時代

1 39年の東京オリンピック体操競技で最高難度の技を表した ☐☐☐☐☐ は、転じて奥の手、すごいことの意味で使われた。

2 お笑いグループ「てんぷくトリオ」三波伸介のギャグは「☐☐☐☐☐☐☐☐、もう」。

3 チョコレートのCMで、ひげの指揮者、山本直純が気球に乗って言ったのは「☐☐☐☐☐☐ いいことだ」。

4 赤塚不二夫のギャグ漫画に出てきたこの猫は、話す語尾にも「☐☐☐☐！」とつけた。

5 大橋巨泉が司会の番組で、よくやった！ という意味で使ったのは「☐☐☐ ベイビー」。

6 46年に始まった仮面ライダー。戦い直前の ☐☐☐☐ ！ は、ポーズとともに流行。

7 47年、元日本兵、横井庄一さんがグアム島から帰国したときの言葉は、「☐☐☐☐☐☐☐ 帰ってまいりました」。

8 55年に流行った「現代的な」「流行に乗っている」の意味の言葉「☐☐ い」は、いまや死語の代表。

9 56年、かわいさをわざとらしくアピールすること、またはその人を、タレントの山田邦子が ☐☐☐☐ と呼んで流行語に。

10 58年、「わらべ」の高部知子のスキャンダルが写真週刊誌に載り、☐☐☐☐☐☐ したと表現されて流行語に。

11 従来と異なる価値観で行動する若者たちを経済学者・評論家の栗本慎一郎が ☐☐☐ と名づけ、61年には新語・流行語大賞に選出。

リスト

- ㋐ ウルトラC
- ㋑ 大きいことは
- ㋒ 新人類
- ㋓ ナウ
- ㋔ ニャロメ
- ㋕ ニャンニャン
- ㋖ 恥ずかしながら
- ㋗ びっくりしたなぁ
- ㋘ ぶりっ子
- ㋙ へんしん
- ㋚ やったぜ

答え
1 ㋐ **2** ㋗ **3** ㋑ **4** ㋔ **5** ㋚ **6** ㋙
7 ㋖ **8** ㋓ **9** ㋘ **10** ㋕ **11** ㋒

解いた日 ／

昭和・平成のヒット食品

当てはまる言葉をリストから選んで書きましょう。

昭和時代

❶ 「スカッとさわやか ☐☐・☐☐☐」の
ラジオCMでその名が全国へ。

❷ 33年、お湯をかけるだけで食べられる、世界初の即席麺
☐☐☐☐☐☐☐発売。

❸ 旅館の朝ご飯、のりと卵をヒントに生まれたというふりかけの
代名詞、☐☐☐☐。

❹ 筒状のケースにシールのおまけつき。七色の粒チョコは
☐☐☐☐☐☐☐☐☐☐☐。

❺ ☐☐☐☐☐☐☐☐☐☐☐と
漬物を擬人化したこともヒットの要因。

❻ 38年、シスコとケロッグが相次いで発売。アメリカ生まれの
☐☐☐☐☐☐☐は新しい朝食の形に。

❼ 王貞治（おうさだはる）が出演したCMでの「☐☐☐はお菓子のホームラン王です」で話題に。

❽ 39年、「やめられない、とまらない」スナック菓子 ☐☐☐☐☐☐☐が
発売され、大ヒット。

❾ オロナイン軟膏とビタミンCから名づけられた炭酸飲料 ☐☐☐☐☐☐
ドリンク。

❿ 袋入りの即席麺として売り出された ☐☐☐☐☐☐ は、しょうゆ味が初代。

⓫ 43年、世界初の市販用レトルト食品 ☐☐☐☐☐ 発売。

リスト

- ㋐ オロナミンC
- ㋑ かっぱえびせん
- ㋒ きゅうりのキューちゃん
- ㋓ コカ・コーラ
- ㋔ コーンフレーク
- ㋕ サッポロ一番（いちばん）
- ㋖ チキンラーメン
- ㋗ ナボナ
- ㋘ のりたま
- ㋙ ボンカレー
- ㋚ マーブルチョコレート

答え　❶㋓　❷㋖　❸㋘　❹㋚　❺㋒　❻㋔
❼㋗　❽㋑　❾㋐　❿㋕　⓫㋙

平成時代

1 3年、「遅くなってごめん」のキャッチフレーズで □□□□□□□□□ が登場。

2 生麺タイプのカップラーメン、名前の由来はラーメンの王様。□□□□ が登場。

3 4年、新しいデザートとしてデニーズに登場した □□□□□ は、シコシコ食感が特徴。

4 三角形のトルティーヤ・チップス。商品名の □□□□□ を連呼しながら踊るCMも人気だった。

5 クリーミーな白いデザート □□□□□□ は、当時のイタ飯ブームに乗ってヒット。

6 7年誕生のじゃがいもスナック □□□□□。商品名を繰り返すインパクトのあるCMも話題に。

7 健康ブームも相まって、シュガーレス甘味料を使った歯にやさしい □□□□□□ ガムがヒット。

8 バブル崩壊後に登場した、ビールよりも安い □□□。10年、「麒麟淡麗〈生〉」のヒットで人気が拡大。

9 第一次ブームのときの □□□□ はココナッツミルクに入っていてスプーンで食べるスタイル。

10 10年、オレンジ飲料 □□□□□ 発売。当時のイメージキャラクターは田中麗奈（たなかれな）。

11 19年ごろ、とろけるような食感で入手困難になるほどの人気を博した □□□□□□。このブームにのって花畑牧場もブレイク。

リスト

- ㋐ カルピスウォーター
- ㋑ キシリトール
- ㋒ じゃがりこ
- ㋓ タピオカ
- ㋔ ドンタコス
- ㋕ ナタデココ
- ㋖ なっちゃん
- ㋗ 生（なま）キャラメル
- ㋘ 日清（にっしん）ラ王（おう）
- ㋙ 発泡酒（はっぽうしゅ）
- ㋚ パンナコッタ

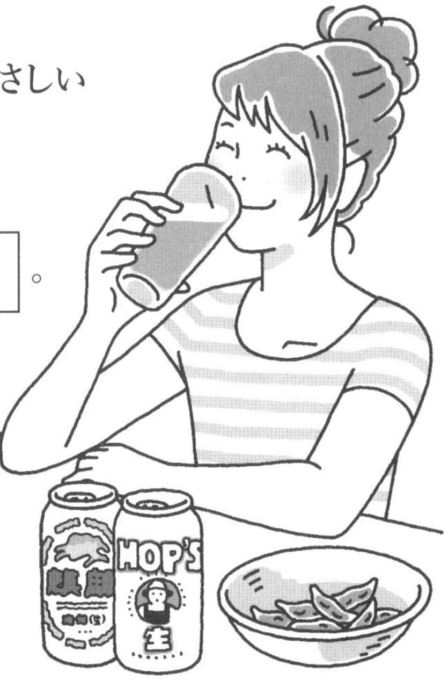

答え 1㋐ 2㋘ 3㋕ 4㋔ 5㋚ 6㋒ 7㋑ 8㋙ 9㋓ 10㋖ 11㋗

Q13 平成の映画とテレビ番組

解いた日 ／

当てはまる映画、番組のタイトルを、リストから選んで書きましょう。

映画

リスト

- [ア] インディ・ジョーンズ
- [イ] カメラを止(と)めるな!
- [ウ] 君(きみ)の名(な)は。
- [エ] ジュラシック・パーク
- [オ] 世界(せかい)の中心(ちゅうしん)で、愛(あい)をさけぶ
- [カ] 羊(ひつじ)たちの沈黙(ちんもく)
- [キ] フォレスト・ガンプ
- [ク] ホーム・アローン
- [ケ] 魔女(まじょ)の宅急便(たっきゅうびん)
- [コ] ミッション:インポッシブル

1 黒猫のジジと思春期の少女が活躍するスタジオジブリ作品。主題歌はユーミンの楽曲。（1989年、日本）

□□□□□□

2 ハリソン・フォードとショーン・コネリーが共演。（1989年、アメリカ）

□□□□・□□□□□最後の聖戦

3 クリスマスの定番映画。主演のマコーレー・カルキンは当時10歳。（1990年、アメリカ）

□□□・□□□□

4 ジョディ・フォスター、アンソニー・ホプキンスによる、サイコサスペンスの金字塔。（1991年、アメリカ）

□□□□□□

5 現代に蘇らせた恐竜を当時最先端の技術でリアルに表現。（1993年、アメリカ）

□□□□□□・□□□

6 アメリカの現代史とともにある男の運命を描いた、トム・ハンクス主演映画。邦題には「一期一会」もついた。（1994年、アメリカ）

□□□□□・□□□

7 トム・クルーズの体を張ったド派手なアクションが見もの。（1996年、アメリカ）

□□□□□:□□□□□□□

8 涙なくして見られない恋愛物語は「セカチュー・ブーム」を巻き起こした。長澤(ながさわ)まさみが多くの賞を受賞。（2004年、日本）

□□□□□□、□□□□□

9 アニメーション監督・新海誠(しんかいまこと)の出世作。男女の入れ替わりから始まるストーリー。（2016年、日本）

□□□□。

10 SNSで評判が広がり、低予算映画だったが大ヒット。日本のゾンビもの。（2018年、日本）

□□□□□□□□!

答え 1[ケ] 2[ア] 3[ク] 4[カ] 5[エ] 6[キ] 7[コ] 8[オ] 9[ウ] 10[イ]

テレビ番組

❶ 独自の連想ゲーム「マジカルバナナ」などが人気に。(2年)

☐☐☐☐☐☐☐☐☐☐ !!

❷ 橋田壽賀子脚本の国民的ホームドラマ。(2年)

☐☐☐☐☐☐☐☐☐☐

❸ 柴門ふみの漫画のドラマ化。小田和正の主題歌も印象的。(3年)

☐☐☐☐☐☐☐☐

❹ 「猿岩石」だった有吉弘行などが世界をヒッチハイクするなど、奇想天外な企画が話題を呼んだ。(4年)

☐☐ ! ☐☐☐

❺ 大食い、手先が器用、魚通選手権など、あらゆる分野の王者を目指し競う。(4年)

☐☐☐☐☐☐☐☐

❻ 「甦るがいい、アイアンシェフ!」と鹿賀丈史扮する美食アカデミー主宰が鉄人を紹介。(5年)

☐☐☐☐☐

❼ 殺人現場から始まるドラマ「刑事コロンボ」を彷彿とさせる、田村正和主演の刑事ドラマ。(6年)

☐☐☐☐☐☐

❽ 月曜の夜は街から女性が消えると言われた、「月9」の代名詞。(8年)

☐☐☐☐☐☐☐☐☐

❾ 視聴者投稿で日常に役立つ裏ワザを紹介。(9年)

☐☐☐☐☐☐☐

❿ ジャージ姿の主人公は極道の娘で高校の熱血教師。(14年)

☐☐☐☐

⓫ 主人公の銀行マンを演ずる堺雅人が「倍返しだ!!」と叫ぶ。(25年)

☐☐☐☐

⓬ 視聴者も「じぇじぇじぇ」が口癖に。三陸海岸の町などを舞台に、ヒロインがアイドルを目指す。(25年)

☐☐☐☐

リスト

- (ア) あまちゃん
- (イ) 伊東家の食卓
- (ウ) ごくせん
- (エ) 進め! 電波少年
- (オ) TVチャンピオン
- (カ) 東京ラブストーリー
- (キ) 半沢直樹
- (ク) 古畑任三郎
- (ケ) マジカル頭脳パワー
- (コ) 料理の鉄人
- (サ) ロングバケーション
- (シ) 渡る世間は鬼ばかり

答え ❶ケ ❷シ ❸カ ❹エ ❺オ ❻コ ❼ク ❽サ ❾イ ❿ウ ⓫キ ⓬ア

平成・昭和のベストセラー

当てはまる書名をリストから選んで書きましょう。

平成時代

1 読書好きとして知られるお笑い芸人の芥川賞受賞作品。(27年)

2 キャスターやインタビュアーとして知られる著者の、相手から本音を聞き出す方法を伝授した一冊。(24年)

3 お笑い芸人が10代で経験した悲惨な貧乏生活を、おもしろおかしく綴った。(19年)

4 17年の『国家の○○』(藤原正彦著)をきっかけに○○本ブームが起こり、坂東眞理子(ばんどうまりこ)の著書もヒット。(18年)

5 東京大学名誉教授の養老孟司(ようろうたけし)の代表作で、「壁」シリーズの1作目。新書ブームに火をつけた。(15年)

6 いじめ、自殺未遂、極道の妻を経て弁護士になるまでの、著者の波乱万丈な半生を描いた。(12年)

7 史上最も売れたシリーズ作品。イギリスを舞台にした魔法学校の物語の第1作目。(11年)

8 老いや死、病気についての名言をまとめた永六輔(えいろくすけ)のエッセイ。200万部を突破。(6年)

9 アイオワ州の片田舎で中年の男女が恋に落ちる4日間の物語。クリント・イーストウッドとメリル・ストリープの同名映画も大ヒット。(5年)

10 アメリカに対し、日本人は自分の意見や権利を主張するべきだと説いた。タイトルをもじった言い回しもブームに。(元年)「　　」

リスト

- ⑦ 聞く力(きくちから)
- ⑦ 女性の品格(じょせいのひんかく)
- ⑦ 大往生(だいおうじょう)
- ⑦ だから、あなたも生きぬいて(い)
- ⑦ 「NO」と言える日本(い)(にほん)
- ⑦ バカの壁(かべ)
- ⑦ ハリー・ポッターと賢者の石(けんじゃのいし)
- ⑦ 火花(ひばな)
- ⑦ ホームレス中学生(ちゅうがくせい)
- ⑦ マディソン郡の橋(ぐんのはし)

答え 1⑦ 2⑦ 3⑦ 4⑦ 5⑦ 6⑦ 7⑦ 8⑦ 9⑦ 10⑦

昭和時代

❶ 単行本の帯のコピーは「100パーセントの恋愛小説！！」。村上作品の中で最も売れた。
(62年)

❷ 若者の日常をわかりやすい言葉で表現し、短歌ブームに。
(62年)

❸ クラブ歌手の日本人女性と、黒人脱走兵の愛を大胆に描いた山田詠美のデビュー作。（60年）

❹ 世界35か国で翻訳されている黒柳徹子の自伝的作品。（56年）

❺ ブランド小説といわれ、裕福な女子大生が「○○○○○族」と呼ばれた。（55年）

❻ 米軍横田基地のある福生市を舞台に、若者たちの退廃的な日々を描いた村上龍のデビュー作。（51年）

❼ 日本の高度経済成長期が終わり、世の中に不安が漂っていた1970年代に発表された、日本の国土が失われる物語。（48年）

❽ オイルショックをきっかけに神秘・呪術ブームが起こり、「1999年に人類滅亡」との予言を信じる人が続出。（48年）

❾ 飛ぶことを追求するかもめの物語。五木寛之の訳で出版されベストセラーに。（45年）

❿ 水産庁の漁業調査船の船医として世界中を旅した著者の旅行記。（35年）

⓫ ライオンを人工保育し、野生に戻すまでを記録したノンフィクション。（35年）

リスト

- ㋐ 限りなく透明に近いブルー
- ㋑ かもめのジョナサン
- ㋒ サラダ記念日
- ㋓ どくとるマンボウ航海記
- ㋔ なんとなく、クリスタル
- ㋕ 日本沈没
- ㋖ ノストラダムスの大予言
- ㋗ ノルウェイの森
- ㋘ ベッドタイムアイズ
- ㋙ 窓ぎわのトットちゃん
- ㋚ 野生のエルザ

答え
❶㋗ ❷㋒ ❸㋘ ❹㋙ ❺㋔ ❻㋐
❼㋕ ❽㋖ ❾㋑ ❿㋓ ⓫㋚

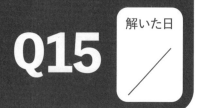

Q15 昭和・平成の事件とニュース

解いた日 ／

当てはまる言葉をリストから選んで書きましょう。

昭和時代

[1] 32年、日本の南極越冬隊が南極大陸初上陸、□□□□設立。

[2] 38年、新千円札発行。肖像画は□□□□。

[3] 40年、沖縄県の西表島で、ネコ科の□□□□□□□□□が発見された。

[4] 41年、日本の総人口が□□□を突破する。

[5] 43年、米ぬか油を摂取した人が健康被害にあう□□□□□事件。

[6] 45年、東京杉並区のグラウンドで高校生が目やのどの痛みなどを訴え、原因は□□□□□□□であると判明。

[7] 51年1月、鹿児島県の病院で、国内初の2男3女の□□□ちゃん誕生。

[8] 52年、□□テレビ放送が廃止、完全カラー放送へ移行。

[9] 52年、公衆電話ボックスなどに置かれた□□□□□□を飲んだ高校生らが死亡した事件発生。

[10] 61年、伊豆大島の□□□で、209年ぶりの大噴火が発生。

[11] 61年、佐賀県で弥生時代の集落、□□□□遺跡が発見される。

[12] 62年、安田火災海上保険が、ゴッホの「ひまわり」を□□□で落札。

リスト

㋐ 1億人（おくにん）
㋑ 5つ子（ご）
㋒ 伊藤博文（いとうひろぶみ）
㋓ イリオモテヤマネコ
㋔ カネミ油症（ゆしょう）
㋕ 光化学（こうかがく）スモッグ
㋖ 53億円（おくえん）
㋗ 昭和基地（しょうわきち）
㋘ 白黒（しろくろ）
㋙ 毒入り（どくい）コーラ
㋚ 三原山（みはらやま）
㋛ 吉野ヶ里（よしのがり）

答え [1]㋗ [2]㋒ [3]㋓ [4]㋐ [5]㋔ [6]㋕ [7]㋑ [8]㋘ [9]㋙ [10]㋚ [11]㋛ [12]㋖

平成時代

[1] 2年、TBSの記者だった秋山豊寛（あきやまとよひろ）さんが、日本人初の□□□□□に。

[2] 4年、100歳の双子の姉妹□□□□□□□□が人気者になり、流行語大賞に。

[3] 5年、記録的な冷夏で米不足となり、□□□などが輸入された。

[4] 7年、パソコンのOS□□□□□□95の日本語版が発売され、人々が殺到した。

[5] 8年、新しい国民の祝日□□□が施行された。制定当初は7月20日だったが、現在は7月第3月曜日。

[6] 9年、国内の4大証券会社のひとつ、□□証券の経営が破綻。

[7] 12年のゴールデンウイーク中、17歳の少年による乗っ取り事件□□□□□□□□事件が発生。

[8] 16年、アメリカで起きた□□□(BSE)問題により、大手牛丼チェーンが牛丼の販売を休止。

[9] 17年、分譲マンションやホテルなどで□□□□が発覚。建築基準法の改正のきっかけに。

[10] 19年、かつて炭鉱の町として栄えた北海道□□□が財政破綻。

[11] 20年、大阪の高級料亭で食品偽装が発覚。記者会見の女将の行為が話題になり、□□□□女将といわれた。

[12] 20年、輸入中国製餃子による□□□が発生。各地で回収された。

[13] 26年、STAP細胞を発見したと発表した□□□研究所。その後不正疑惑が浮上。

リスト

- ㋐ ウインドウズ
- ㋑ 宇宙飛行士（うちゅうひこうし）
- ㋒ 海の日（うみのひ）
- ㋓ 狂牛病（きょうぎゅうびょう）
- ㋔ きんさんぎんさん
- ㋕ ささやき
- ㋖ 食中毒（しょくちゅうどく）
- ㋗ 耐震偽装（たいしんぎそう）
- ㋘ タイ米（まい）
- ㋙ 西鉄（にしてつ）バスジャック
- ㋚ 山一（やまいち）
- ㋛ 夕張市（ゆうばりし）
- ㋜ 理化学（りかがく）

答え [1]㋑ [2]㋔ [3]㋘ [4]㋐ [5]㋒ [6]㋚ [7]㋙ [8]㋓ [9]㋗ [10]㋛ [11]㋕ [12]㋖ [13]㋜

昭和・平成の海外ニュース

当てはまる言葉をリストから選んで書きましょう。

1 1960年5月、南米 ☐☐ でマグニチュード9.5の大地震発生。日本にも津波の被害。

2 1963年、アメリカの ☐☐☐☐ 大統領が、ダラス市内をパレード中に射殺される。

3 1969年、☐☐☐☐☐ が人類史上初めて月面着陸に成功。

4 1962年にデビューしたイギリスのバンド、ザ・☐☐☐☐☐ が1970年に解散。

5 1981年、スペースシャトル、☐☐☐☐☐ がケネディ宇宙センターから打ち上げられ、初飛行に成功した。

6 1986年、旧ソ連ウクライナ、☐☐☐☐☐☐☐ 原発で、放射能が拡散する重大事故が発生。

7 1989年、中国北京の天安門に ☐☐☐ を求める学生や市民が集まったが武力で鎮圧された。

8 1989年、それまで28年間存在していたドイツの ☐☐☐☐☐☐ が崩壊した。

9 1991年、ゴルバチョフ大統領が辞任し、各共和国が分離・独立して ☐☐☐☐☐☐ が消滅した。

10 2001年、アメリカ ☐☐☐☐☐ 事件発生。マンハッタンのワールドトレードセンタービルに飛行機が激突した。

11 2011年、イギリスの ☐☐☐☐ 王子が結婚。ロンドンのウェストミンスター寺院で式を挙げた。

リスト

- ㋐ アポロ11号
- ㋑ ウィリアム
- ㋒ ケネディ
- ㋓ コロンビア
- ㋔ ソビエト連邦
- ㋕ チェルノブイリ
- ㋖ チリ
- ㋗ 同時多発テロ
- ㋘ ビートルズ
- ㋙ ベルリンの壁
- ㋚ 民主化

答え **1**㋖ **2**㋒ **3**㋐ **4**㋘ **5**㋓ **6**㋕ **7**㋚ **8**㋙ **9**㋔ **10**㋗ **11**㋑

第4章

社会・歴史

日本の歴史を中心にした問題です。
学校で習ったことや日々のニュースなどで
培った知識の数々を、脳の引き出しから
どんどん引き出していきましょう。

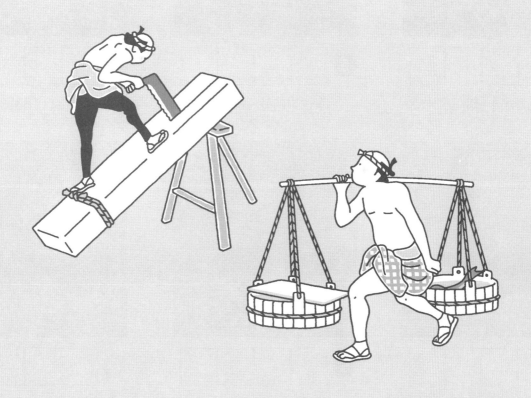

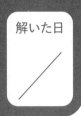

Q1 幕末から近代に活躍した人々

解いた日 ／

当てはまる人名をリストから選んで書きましょう。

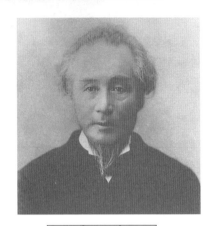

❶ ☐☐☐

政治家（1823〜1899）

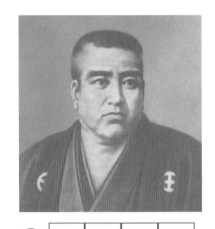

❷ ☐☐☐☐

政治家（1827〜1877）

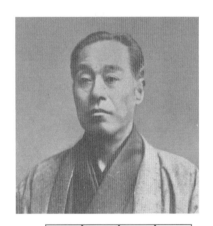

❸ ☐☐☐☐

啓蒙思想家（1834〜1901）

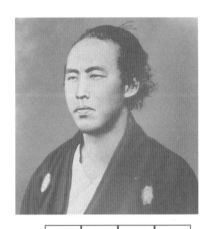

❹ ☐☐☐☐

幕末の志士（1835〜1867）

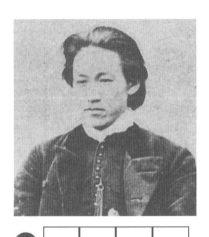

❺ ☐☐☐☐

新選組副長（1835〜1869）

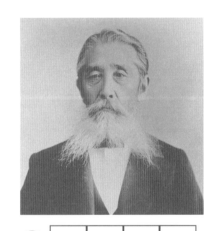

❻ ☐☐☐☐

政治家（1837〜1919）

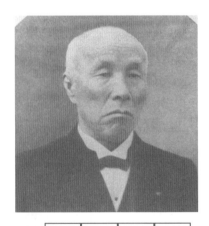

❼ ☐☐☐☐

政治家（1838〜1922）

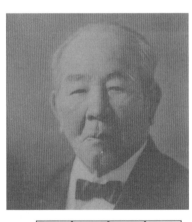

❽ ☐☐☐☐

実業家（1840〜1931）

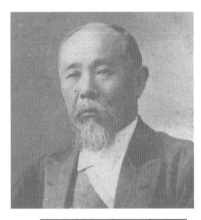

❾ ☐☐☐☐

政治家（1841〜1909）

答え ❶オ ❷キ ❸タ ❹ク ❺ス ❻ア ❼エ ❽ケ ❾ウ

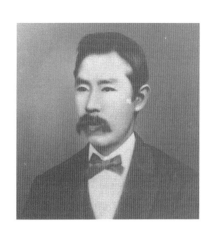

⑩ ☐☐☐

教育家（1843〜1890）

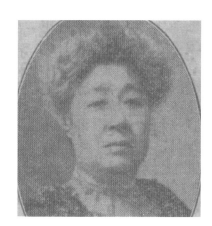

⑪ ☐☐☐☐

実業家（1849〜1919）

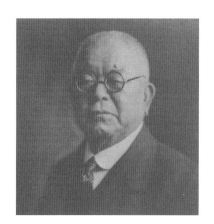

⑫ ☐☐☐☐☐

細菌学者（1852〜1931）

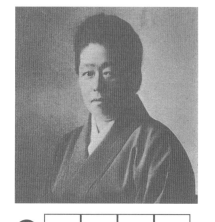

⑬ ☐☐☐☐

教育家（1864〜1929）

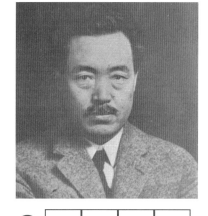

⑭ ☐☐☐☐

細菌学者（1876〜1928）

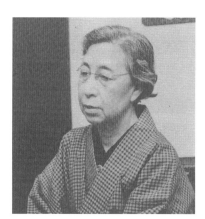

⑮ ☐☐☐☐☐

社会運動家（1886〜1971）

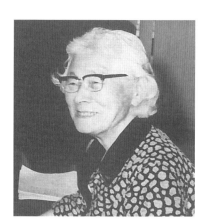

⑯ ☐☐☐☐

社会運動家（1893〜1981）

写真はすべて国立国会図書館蔵

答え ⑩サ ⑪ソ ⑫カ ⑬コ ⑭シ ⑮セ ⑯イ

99

日本の歴史を彩る人々

当てはまる人名をリストから選んで書きましょう。

❶ 『魏志倭人伝』には邪馬台国は女王 ☐☐☐ が治めていると書かれている。

❷ 天災等に悩まされ、大仏の造立を発願した ☐☐☐☐。正倉院に収められている多くの宝物は彼の遺品。

❸ ☐☐☐ は娘を入内させ、孫を安徳天皇として即位させて権力を掌握した。

❹ 建久3(1192)年、☐☐☐ が征夷大将軍に任命される。鎌倉幕府を開いた。

❺ ☐☐☐☐ は、夫亡きあと政治を行い、尼将軍と呼ばれた。

❻ 牛若丸と呼ばれていた ☐☐☐ は、兄に追われて藤原氏を頼り、平泉に逃げ込んだ。

❼ ☐☐☐ は征夷大将軍に任命され、室町幕府を開く。

❽ 室町幕府三代将軍 ☐☐☐☐ は、北山殿を造り、北山文化を牽引。
北山殿は死後、鹿苑寺(金閣寺)として整備された。

❾ ☐☐☐☐ は織田信長との戦いの最中に、3年間は死を隠せと遺言して亡くなった。

❿ ☐☐☐ は茶の湯を確立。豊臣秀吉から蟄居を命じられ、その後自刃した。

⓫ ☐☐☐☐ は、京都の本能寺で織田信長を討った。

⓬ 越後春日山城主 ☐☐☐☐ は、織田信長に勝ち、関東への進出を計画中に急死した。

答え ❶テ ❷ク ❸コ ❹ニ ❺ト ❻ナ
❼イ ❽ウ ❾サ ❿ケ ⓫ア ⓬オ

⑬ 室町幕府を滅ぼした 　　　　　 は、天下統一に向けて邁進した。

⑭ 下級武士の子として生まれたという 　　　　　 は、信長の遺志を継ぎ天下を統一した。

⑮ 　　　　　 は関ヶ原（せきがはら）の戦いに勝ち、江戸（えど）幕府を開く。

⑯ 　　　　　 は、病で片目を失い独眼竜（どくがんりゅう）と呼ばれた。

⑰ 信長の妹・市（いち）の長女は秀吉の側室となり 　　　　　 と呼ばれ、豊臣秀頼（とよとみひでより）を生んだ。

⑱ 3代将軍徳川家光（とくがわいえみつ）の乳母だった 　　　　　 は、徳川家康に会い、家光が将軍になれるよう働きかけた。

⑲ 5代将軍 　　　　　 は柳沢吉保（やなぎさわよしやす）を重用、悪貨を鋳造して物価上昇を招くなどした。犬公方とも呼ばれた。

⑳ 紀州藩主の四男から8代将軍となった 　　　　　 は、悪化した幕政を立て直すため享保（きょうほう）の改革を行った。

㉑ 徳川家重（とくがわいえしげ）の小姓から側用人（そばようにん）になった 　　　　　 は、大名に取り立てられて老中（ろうじゅう）になり、権力を掌握した。

㉒ 独断で日米修好通商条約に調印した 　　　　　 は、反対勢力を粛清した（安政（あんせい）の大獄（たいごく））。

㉓ 水戸藩主の七男 　　　　　 は15代将軍になるが、幕府の威勢を回復できず、大政を奉還した。

リスト

- ㋐ 明智光秀（あけちみつひで）
- ㋑ 足利尊氏（あしかがたかうじ）
- ㋒ 足利義満（あしかがよしみつ）
- ㋓ 井伊直弼（いいなおすけ）
- ㋔ 上杉謙信（うえすぎけんしん）
- ㋕ 織田信長（おだのぶなが）
- ㋖ 春日局（かすがのつぼね）
- ㋗ 聖武天皇（しょうむてんのう）
- ㋘ 千利休（せんのりきゅう）
- ㋙ 平清盛（たいらのきよもり）
- ㋚ 武田信玄（たけだしんげん）
- ㋛ 伊達政宗（だてまさむね）
- ㋜ 田沼意次（たぬまおきつぐ）
- ㋝ 徳川家康（とくがわいえやす）
- ㋞ 徳川綱吉（とくがわつなよし）
- ㋟ 徳川慶喜（とくがわよしのぶ）
- ㋠ 徳川吉宗（とくがわよしむね）
- ㋡ 豊臣秀吉（とよとみひでよし）
- ㋢ 卑弥呼（ひみこ）
- ㋣ 北条政子（ほうじょうまさこ）
- ㋤ 源 義経（みなもとのよしつね）
- ㋥ 源 頼朝（みなもとのよりとも）
- ㋦ 淀殿（よどどの）

答え ⑬㋕ ⑭㋡ ⑮㋝ ⑯㋛ ⑰㋦ ⑱㋖ ⑲㋞ ⑳㋠ ㉑㋜ ㉒㋓ ㉓㋟

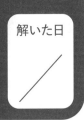
古事記・日本書紀

当てはまる名前や言葉をリストから選んで書きましょう。

古事記

1 亡き伊邪那美（イザナミ）を迎えに行った伊邪那岐（イザナキ）は、変わり果てた姿に驚き、黄泉（よみ）の国の入口 ⬚⬚⬚⬚ を石で塞いだ。

2 天照大御神（アマテラスオオミカミ）は、弟の須佐之男命（スサノオノミコト）があまりにも乱暴者なのに困り果て、⬚⬚⬚ にこもってしまう。

3 須佐之男命は追放されたのち、出雲で頭が8つある蛇 ⬚⬚⬚⬚⬚ を退治した。

4 ❸の蛇から見事な太刀が出て、須佐之男命は天照大御神に捧げた。これが三種の神器のひとつ ⬚⬚⬚ 。

5 須佐之男命の子孫 ⬚⬚⬚⬚ は、白うさぎを助けたことで知られる。

6 天照大御神は孫の邇邇芸命（ニニギノミコト）を地上に降す。その ⬚⬚⬚⬚ の地は日向の高千穂（ひゅうが たかちほ）。

7 邇邇芸命の曽孫は日向から大和（やまと）へ向かい（東征（とうせい））、初代天皇 ⬚⬚⬚⬚ となる。

8 ❼の東征の際、熊野（くまの）から大和に入るときに道案内をしたのが ⬚⬚⬚ 。サッカー日本代表のエンブレムとなっている。

9 父・第12代の景行天皇（けいこう）の命を受け、遠征に出た ⬚⬚⬚ は各地で伝説を残す。

10 ❾の子・仲哀天皇（ちゅうあい）の皇后 ⬚⬚⬚⬚ は、神託を信じずに亡くなった夫に代わり、臨月にもかかわらず新羅（しらぎ）を討ち、帰国後、後の応神天皇（おうじん）を出産した。

11 応神天皇の子 ⬚⬚⬚⬚ は古事記の下巻のトップに登場し「聖帝の御代（みよ）」と称えられた。陵墓は大阪府堺市の日本一の規模を誇る大山古墳とされている。

リスト

- ㋐ 天岩戸（あまのいわと）
- ㋑ 大国主命（オオクニヌシノミコト）
- ㋒ 草薙の剣（くさなぎ つるぎ）
- ㋓ 神功皇后（じんぐうこうごう）
- ㋔ 神武天皇（じんむてんのう）
- ㋕ 天孫降臨（てんそんこうりん）
- ㋖ 仁徳天皇（にんとくてんのう）
- ㋗ 八岐の大蛇（やまた おろち）
- ㋘ 倭建命（ヤマトタケルノミコト）
- ㋙ 八咫烏（やたがらす）
- ㋚ 黄泉比良坂（よもつひらさか）

答え ❶㋚ ❷㋐ ❸㋗ ❹㋒ ❺㋑ ❻㋕ ❼㋔ ❽㋙ ❾㋘ ❿㋓ ⓫㋖

日本書紀

1 欽明天皇の時代に百済から ☐☐☐☐ があった。これをめぐり、拒否する物部氏らと推進する蘇我氏が対立。

2 敏達天皇から4代続けて大臣を務めた ☐☐☐ は、対立する物部守屋を討ち、崇峻天皇を暗殺した。

3 ❷は、敏達天皇の皇后だった姪を即位させ、初の女帝 ☐☐☐☐ を誕生させた。

4 ❸の甥の聖徳太子は皇太子となり、冠位十二階や ☐☐☐☐☐ を制定した。

5 小野妹子は第1回目の ☐☐☐ として大陸へ渡り、「日出ズル処ノ天子」で始まる国書を煬帝に渡した。

6 聖徳太子の子・山背大兄王を、☐☐☐☐ が追い込んで自害させる。

7 横暴な蘇我氏を中大兄皇子と中臣鎌足が討つ。このクーデターが ☐☐☐☐。

8 蘇我氏滅亡後に即位した孝徳天皇が元号を大化と定め ☐☐☐☐ を行う。

9 筑前国筑紫郡には防衛や外交のために ☐☐☐ という役所が置かれた。

10 中大兄皇子は近江大津宮に遷都、翌年即位し ☐☐☐☐ となった。

11 ❿の死後、次の天皇の座を巡り子の大友皇子と、弟の大海人皇子との間で ☐☐☐☐ が勃発。この結果、大海人皇子が天武天皇となった。

12 天武天皇から持統天皇、文武天皇と意志が受け継がれ、日本で最初に刑法である律と、刑法外の法律、令を一緒に編纂した ☐☐☐☐ が編まれた。

リスト

- ㋐ 乙巳の変
- ㋑ 遣隋使
- ㋒ 憲法十七条
- ㋓ 壬申の乱
- ㋔ 推古天皇
- ㋕ 蘇我入鹿
- ㋖ 蘇我馬子
- ㋗ 大化の改新
- ㋘ 大宝律令
- ㋙ 大宰府
- ㋚ 天智天皇
- ㋛ 仏教伝来

答え ❶㋛ ❷㋖ ❸㋔ ❹㋒ ❺㋑ ❻㋕ ❼㋐ ❽㋗ ❾㋙ ❿㋚ ⓫㋓ ⓬㋘

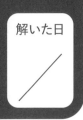

Q4 平安時代の出来事と文化

解いた日 ／

当てはまる人名や言葉をリストから選んで書きましょう。

出来事

❶ 延暦13(794)年、桓武天皇が □□□ へ遷都。約400年続く平安時代の始まり。

❷ 延暦16(797)年、□□□□□□ が征夷大将軍に任命される。

❸ 桓武天皇に重用された □□ が唐に留学。天台教学などを学び、帰朝して天台宗を開く。

❹ 唐に留学した僧 □□ が真言密教を広める。

❺ 天皇を補佐する □□ が設けられる。

❻ 寛平6(894)年、菅原道真の献言により □□□ を廃止する。

❼ 長和5(1016)年、□□□□ が娘の彰子が生んだ子を、後一条天皇として即位させ、自らは摂政となる。

❽ 天皇や貴族の私的な警護や紛争解決などを行う武装集団 □□ が登場する。

❾ 応徳3(1086)年、白河天皇が堀河天皇に譲位し、□□ を始める。

❿ 治承4(1180)年、平清盛が □□□ に都を移す。

⓫ 元暦2(1185)年、□□□□□ で敗れた平家は滅亡する。

リスト

- ㋐ 院政
- ㋑ 関白
- ㋒ 空海
- ㋓ 遣唐使
- ㋔ 最澄
- ㋕ 坂上田村麻呂
- ㋖ 壇ノ浦の戦い
- ㋗ 福原京
- ㋘ 武士
- ㋙ 藤原道長
- ㋚ 平安京

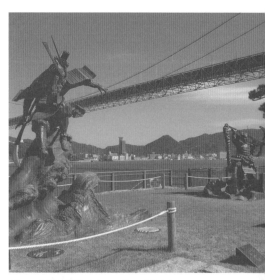

⓫の古戦場跡(山口県下関市)は、みもすそ川公園となっている。

答え ❶㋚ ❷㋕ ❸㋔ ❹㋒ ❺㋑ ❻㋓ ❼㋙ ❽㋘ ❾㋐ ❿㋗ ⓫㋖

文化

1 遣唐使が廃止され日本独自の文化である ☐☐☐☐ が発達した。

2 日本語を書き表すために生まれた文字。漢字を真名と呼ぶのに対して ☐☐ といわれるようになった。

3 漢詩に対して日本で行われていた定型の歌のことを ☐☐ と呼ぶ。

4 小野道風、藤原佐理、藤原行成という平安時代中期の能書家をまとめて ☐☐ という。

5 合戦を主な題材として社会や人間、思想などを描いた ☐☐☐☐ が誕生する。

6 物語が進行する様を絵で描き巻物とした ☐☐☐ が流行する。

7 平安貴族が用いた乗物を ☐☐ という。

8 平安時代の男性は、貴族は冠を冠るとき以外、庶民も寝るときでも頭に ☐☐☐ を乗せていなければならなかった。

9 宮中に出仕する女房装束を俗に ☐☐☐ という。

10 陰陽道の影響を受けた貴族たちは、何事を行うにも吉凶を占う ☐☐ に頼っていた。

11 貴族たちは、悪いことが起きないようにある期間引きこもり人に会わない ☐☐☐ や、凶の方角を避けるための方違えを行っていた。

12 永承7(1052)年から末法の世に入るという末法思想が蔓延し、救いを求める人々の間で、☐☐☐ が流行した。

13 極楽浄土を求めた藤原頼通が父・道長の別荘、宇治殿を寺に改めたのが ☐☐☐ 鳳凰堂。

リスト

- ㋐ 烏帽子
- ㋑ 絵巻物
- ㋒ 陰陽師
- ㋓ 仮名
- ㋔ 牛車
- ㋕ 軍記物語
- ㋖ 国風文化
- ㋗ 三蹟
- ㋘ 十二単
- ㋙ 浄土教
- ㋚ 平等院
- ㋛ 物忌み
- ㋜ 和歌

答え **1** ㋖ **2** ㋓ **3** ㋜ **4** ㋗ **5** ㋕ **6** ㋑ **7** ㋔
8 ㋐ **9** ㋘ **10** ㋒ **11** ㋛ **12** ㋙ **13** ㋚

105

Q5 戦国時代の出来事

解いた日 ／

当てはまる言葉や人名をリストから選んで書きましょう。

合戦

❶ 応仁元（1467）年、室町幕府8代将軍足利義政の後継者争いに端を発する ☐☐☐☐ が起こる。

❷ 天文22（1553）年から5回にわたり、武田信玄と上杉謙信の間で ☐☐☐☐☐☐ が繰り広げられた。

❸ 永禄3（1560）年、☐☐☐☐☐☐☐ で、織田信長が今川義元を破り、信長台頭のきっかけとなった。

❹ 元亀元（1570）年、近江の河原で、織田信長が浅井長政らを破った ☐☐☐☐☐ が繰り広げられた。

❺ 元亀3（1572）年、☐☐☐☐☐☐☐☐ で武田信玄に敗れた徳川家康は、居城浜松城に逃げ帰った。

❻ 天正10（1582）年、京都に宿泊中の織田信長を明智光秀が襲撃した ☐☐☐☐☐ が起こる。

❼ 豊臣秀吉が信長横死の報を受け、京都に駆けつけたのが ☐☐☐☐☐ 。

❽ 天正11（1583）年、☐☐☐☐☐☐☐ で豊臣秀吉が柴田勝家を破り、織田信長の後継者となった。

❾ 天正18（1590）年、たてこもる北条氏を滅ぼし、豊臣秀吉の天下統一なる。この戦いを ☐☐☐☐☐ という。

❿ 慶長5（1600）年、徳川家康方と石田三成方が戦った ☐☐☐☐☐☐ により、家康が天下人となる。

リスト

- ㋐ 姉川の戦い
- ㋑ 応仁の乱
- ㋒ 桶狭間の戦い
- ㋓ 小田原攻め
- ㋔ 川中島の戦い
- ㋕ 賤ヶ岳の戦い
- ㋖ 関ヶ原の戦い
- ㋗ 中国大返し
- ㋘ 本能寺の変
- ㋙ 三方ヶ原の戦い

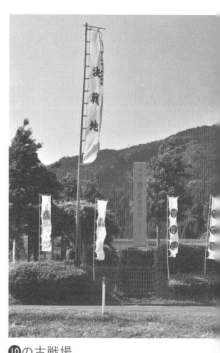

❿の古戦場。

答え ❶㋑ ❷㋔ ❸㋒ ❹㋐ ❺㋙ ❻㋘ ❼㋗ ❽㋕ ❾㋓ ❿㋖

出来事

1. 天文12(1543)年、種子島に漂着したポルトガル人によって□□が伝来する。

2. 天文18(1549)年、フランシスコ・□□□□が来日し、キリスト教が日本に伝わる。

3. 永禄6(1563)年、ポルトガル人の宣教師ルイス・□□□□が来日し、織田信長に会う。

4. 永禄11(1568)年、□□□□が織田信長に奉じられて京都に入り、将軍となる。

5. 元亀4(1573)年、足利義昭が織田信長に追放され□□□□が滅亡する。

6. 天正4(1576)～7(79)年にかけて織田信長が史上初、天主のある城□□□を築城。

7. 天正10(1582)年、織田信長の後継者を決める□□□□が開かれる。

8. 天正10年から慶長3年(1598)にかけて豊臣秀吉が□□□□を行う。

9. 天正13(1585)年、豊臣秀吉が□□となる。

10. 天正16(1588)年、豊臣秀吉が建てた□□□に後陽成天皇が行幸する。

11. 天正16年、豊臣秀吉が農民から武器を没収する□□□を出す。

12. 天正19(1591)年、豊臣秀吉、甥の秀次を養子にしたのち関白を譲り□□となる。

13. 慶長5(1600)年、日本に漂着したイギリス人ウィリアム・□□□□が徳川家康に謁見する。

リスト

- ㋐ 足利義昭
- ㋑ アダムズ
- ㋒ 安土城
- ㋓ 刀狩令
- ㋔ 関白
- ㋕ 清洲会議
- ㋖ ザビエル
- ㋗ 聚楽第
- ㋘ 太閤
- ㋙ 太閤検地
- ㋚ 鉄砲
- ㋛ フロイス
- ㋜ 室町幕府

[答え] 1 ㋚　2 ㋖　3 ㋛　4 ㋐　5 ㋜　6 ㋒　7 ㋕　8 ㋙　9 ㋔　10 ㋗　11 ㋓　12 ㋘　13 ㋑

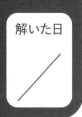

Q6 江戸時代の出来事と暮らし

当てはまる言葉や人名をリストから選んで書きましょう。

出来事

１ 慶長18（1613）年、伊達政宗がスペイン、ローマに
支倉常長らの ☐☐☐☐☐☐☐ を派遣。

２ 寛永14（1637）年、天草四郎を中心にキリシタンや農民など
が蜂起した ☐☐☐☐ が起きる。

３ 慶安4（1651）年、☐☐☐☐☐ が浪人を集めて
幕府転覆を狙う計画を立てるが、未遂に終わる。

４ 明暦3（1657）年、☐☐☐☐☐ が起こる。
江戸の町の大半が焼け、江戸城の天守は再建されなかった。

５ 貞享2（1685）年、生物全般を大切にする最初の
☐☐☐☐☐☐ が出される。

６ 宝永4（1707）年に ☐☐☐ が噴火。このとき、火山灰は江戸まで届いたという。

７ 正徳4（1714）年、大奥女中が芝居小屋に立ち寄り門限を破った
☐☐☐☐☐☐ が起こる。

８ 享保2（1717）年、☐☐☐☐ が町奉行に任命される。

９ 享保6（1721）年、庶民の声を聴くために八代将軍徳川吉宗が ☐☐☐ を設置。

10 享保7（1722）年、町医者小川笙船の建議から ☐☐☐☐☐☐ を創設。

⑪ 安永3（1774）年、杉田玄白らが解剖書を翻訳し ☐☐☐☐ として刊行する。

リスト

- ㋐ 江島生島事件
- ㋑ 大岡忠相
- ㋒ 解体新書
- ㋓ 慶長遣欧使節団
- ㋔ 小石川養生所
- ㋕ 島原の乱
- ㋖ 生類憐みの令
- ㋗ 富士山
- ㋘ 明暦の大火
- ㋙ 目安箱
- ㋚ 由比正雪

答え ❶ ㋓　❷ ㋕　❸ ㋚　❹ ㋘　❺ ㋖　❻ ㋗
❼ ㋐　❽ ㋑　❾ ㋙　❿ ㋔　⓫ ㋒

暮らし

1 徳川家康(とくがわいえやす)は、江戸に幕府を開くと日本橋を起点とする □□□ を整備した。

2 明暦(めいれき)3(1657)年の火事で焼けた江戸の町を復興するために集まって来た職人の間で □□□□ が定着する。

3 江戸など都市では、少しのおかずで大量の白米を食べることから、江戸煩(わずら)いと呼ばれる □□ が急増した。

4 元禄(げんろく)(1688〜1704年)のころから饅頭や羊羹など、□□ を使った菓子が広まり始めた。

5 享保(きょうほう)3(1718)年、大岡忠相(おおおかただすけ)が □□□ を創設。

6 享保13(1728)年、徳川吉宗(とくがわよしむね)の希望により、2頭の □ が来日した。

7 庶民の子どもの教育機関として □□□ が普及する。

8 飢饉対策として青木昆陽(あおきこんよう)が、□□ の栽培を広めた。

9 赤穂(あこう)事件をもとにした仮名手本 □□□ が寛延(かんえん)元(1748)年、大坂竹本座で初演される。

10 明和(めいわ)2(1765)年に多色刷りが始まると、人々の生活を描いた □□□ は、あっという間に広まった。

11 肩に担いで移動させる、屋台の □□□□ が登場した。

12 公衆浴場である □□ が増え、入浴が一般化する。

13 作ってすぐに食べることができる □□□□ が誕生。華屋與兵衛(はなやよへえ)考案とされる。

リスト

- [ア] 一日三食(いちにちさんしょく)
- [イ] 浮世絵(うきよえ)
- [ウ] 脚気(かっけ)
- [エ] 甘藷(かんしょ)
- [オ] 五街道(ごかいどう)
- [カ] 砂糖(さとう)
- [キ] 象(ぞう)
- [ク] 忠臣蔵(ちゅうしんぐら)
- [ケ] 寺子屋(てらこや)
- [コ] 握(にぎ)りずし
- [サ] 二八蕎麦(にはちそば)
- [シ] 町火消(まちびけし)
- [ス] 湯屋(ゆや)

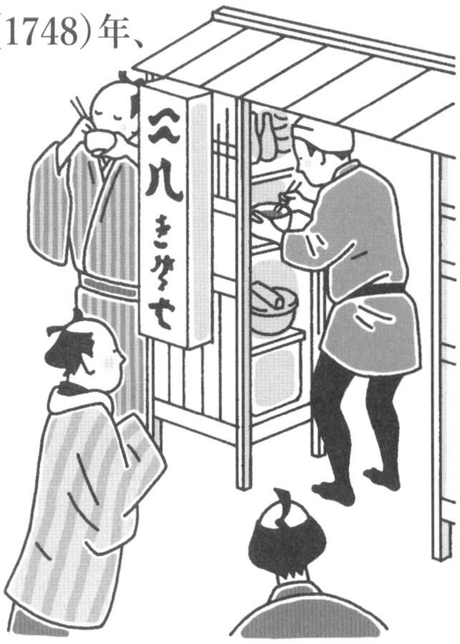

[答え] 1[オ] 2[ア] 3[ウ] 4[カ] 5[シ] 6[キ] 7[ケ] 8[エ] 9[ク] 10[イ] 11[サ] 12[ス] 13[コ]

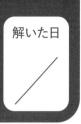
当てはまる名称などをリストから選んで書きましょう。

武士の役職など

1 江戸幕府の政務を統轄する最高職。 ☐☐

2 将軍の側近で、将軍の命を老中に伝達する。 ☐☐☐

3 奉行の中で最も格式が高い。宗教関係の統制をつかさどる。 ☐☐☐

4 江戸市中の治安維持を担う。現在の警察や裁判所、消防の役割。 ☐☐☐

5 代官を掌握して天領の租税を徴収、幕府財政すべてを管理する。 ☐☐☐☐

6 朝廷の統制や、西国大名の監視を行う。 ☐☐☐☐☐

7 大名の動向を監視する。 ☐☐☐

8 政務に関する機密書類の作成や調査を行う。 ☐☐☐

9 将軍直轄の親衛隊。警護を担当。 ☐☐☐

10 お目見え以下の御家人のことで、現場で指揮を執る。捕物に登場するのは**4**の配下。 ☐☐

11 たいていは**10**の配下に置かれ、実務を担当する。 ☐☐

リスト

- ㋐ 大目付（おおめつけ）
- ㋑ 奥右筆（おくゆうひつ）
- ㋒ 勘定奉行（かんじょうぶぎょう）
- ㋓ 京都所司代（きょうとしょしだい）
- ㋔ 寺社奉行（じしゃぶぎょう）
- ㋕ 書院番（しょいんばん）
- ㋖ 側用人（そばようにん）
- ㋗ 同心（どうしん）
- ㋘ 町奉行（まちぶぎょう）
- ㋙ 与力（よりき）
- ㋚ 老中（ろうじゅう）

答え **1** ㋚ **2** ㋖ **3** ㋔ **4** ㋘ **5** ㋒ **6** ㋓ **7** ㋐ **8** ㋑ **9** ㋕ **10** ㋙ **11** ㋗

さまざまな仕事

1 今でいう人材派遣業。大名行列の人員確保にも活躍した。

2 武家の蔵米の運搬や売却を代行し手数料をとったが、のちに高利貸しに。

3 武士のお供などをする奉公人。

4 大名屋敷などの不用品を売買。贈答品は使い回されることも少なくなかった。

5 鍋釜などの鋳物の修理をする。家々を回って歩いた。

6 煙管（キセル）の修理や手入れをする。

7 魚や野菜などを、店舗を持たずに売り歩く。

8 材木問屋で木材を製材する。

9 書状や金銭、小荷物などを運ぶ。幕府が公用のため宿場ごとに配したほか、庶民間の連絡にも使われた。

リスト

⑦ 鋳掛屋（いかけや）
④ 口入屋（くちいれや）
⑦ 献残屋（けんざんや）
④ 木挽職人（こびきしょくにん）
⑦ 中間（ちゅうげん）
⑦ 飛脚（ひきゃく）
④ 札差（ふださし）
⑦ 棒手振り（ぼてふり）
⑦ 羅宇屋（らうや）

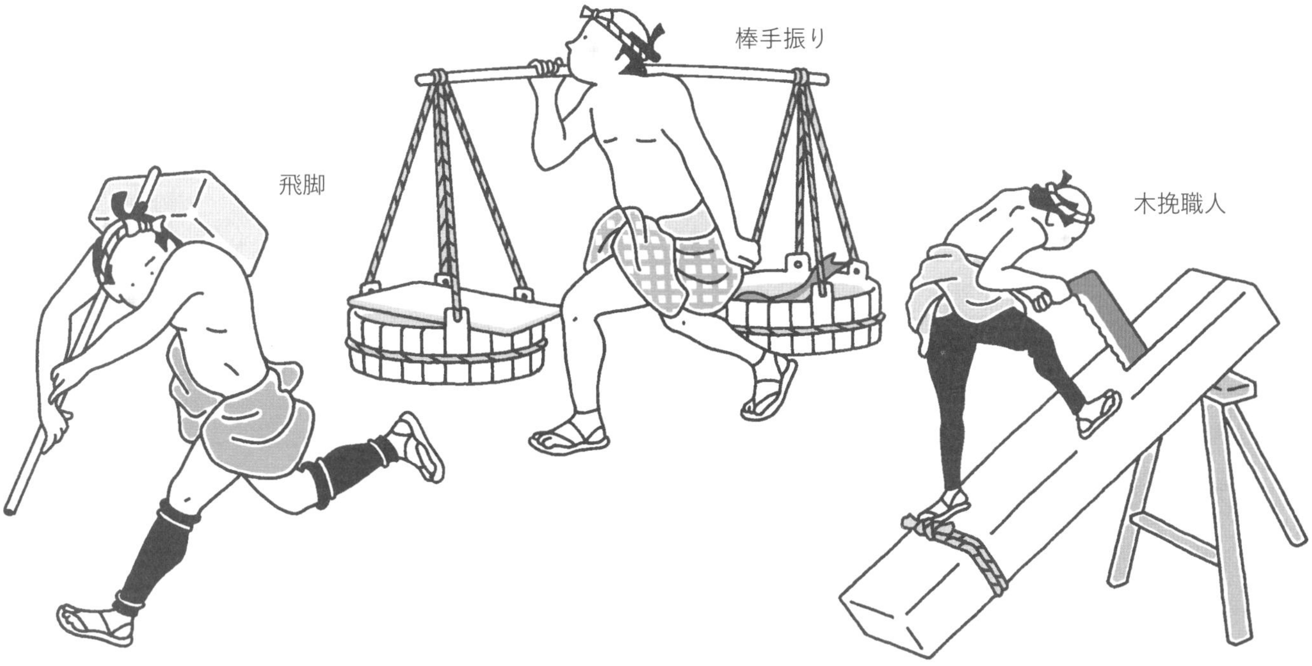

棒手振り

飛脚

木挽職人

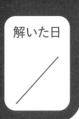

Q8 幕末・明治の出来事

解いた日 ／

当てはまる人名や言葉をリストから選んで書きましょう。

幕末

❶ 嘉永6（1853）年、アメリカ海軍の □□□ が
4隻の黒船を率いて来航。日本に開国をせまった。

❷ 安政5（1858）年に大老に就任した井伊直弼が政敵らを
弾圧した □□□□□ 。

❸ 安政6（1859）年、医者で宣教師の □□□ が来日。
□□□式ローマ字□を生み出した。

❹ 安政7（1860）年3月3日、大老井伊直弼が水戸浪士たちに
討たれた □□□□□□ が起こる。

❺ 文久2（1862）年、朝廷との融和を求める幕府に応えるため
孝明天皇の妹 □□ が降嫁する。

❻ 元治元（1864）年6月5日、京都市内に放火し、混乱に乗じて
要人を暗殺しようとしている長州藩士らを □□□ が殺害、捕縛した
池田屋事件が起こる。

❼ 慶応3（1867）年10月14日、徳川慶喜が政権を朝廷に返す
□□□□ を行った。

❽ 慶応3年11月15日、京都の近江屋で □□□□ が
暗殺される。

❾ 慶応3年12月9日、明治天皇の名で □□□□ の
大号令が出される。

❿ 慶応4（1868）年1月3日、京都郊外で旧幕府軍と新政府軍らが
衝突し、□□□□□□□ が勃発する。

⓫ 慶応4年7月17日、江戸から □□ に改称。

リスト

- ㋐ 安政の大獄
- ㋑ 王政復古
- ㋒ 和宮
- ㋓ 坂本龍馬
- ㋔ 桜田門外の変
- ㋕ 新選組
- ㋖ 大政奉還
- ㋗ 東京
- ㋘ 鳥羽伏見の戦い
- ㋙ ヘボン
- ㋚ ペリー

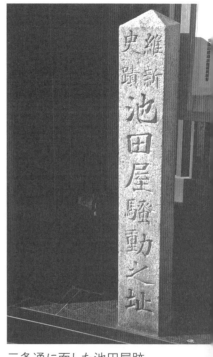

三条通に面した池田屋跡。

答え
❶ ㋚　❷ ㋐　❸ ㋙　❹ ㋔　❺ ㋒　❻ ㋕
❼ ㋖　❽ ㋓　❾ ㋑　❿ ㋘　⓫ ㋗

明治の出来事

❶ 明治(めいじ)元(1868)年、天皇一代の間にひとつの元号だけを用いて改元しない □□□□ を制定する。

❷ 明治元年9月22日、新政府軍の攻撃に耐えていた □□□ の鶴ヶ城(つるがじょう)が、ついに落城する。

❸ 明治元年11月、姫路(ひめじ)藩主が土地と人民を朝廷に返還する □□□□ を願い出ると、他の藩主たちも続いた。

❹ 明治2(1869)年5月18日、函館の五稜郭(ごりょうかく)に立てこもった榎本(えのもと)武揚(たけあき)らが降伏し、 □□□□ が終わる。

❺ 明治2年3月、明治天皇が □□ から東京に移る。

❻ 明治2年8月15日、 □□□ を北海道に改名。

❼ 明治2年、版籍奉還後の藩主(大名)などを □□ と定め、明治17(1884)年に制度が整えられる。

❽ 明治4(1871)年7月、藩を廃止して新しく県を置く □□□□ が実施される。

❾ 明治4年11月、条約改正準備のため岩倉遣外使節団(いわくらけんがいしせつだん)が派遣され、約2年間にわたり欧米を訪問。 □□□□ ら留学生も途中まで同行した。

❿ 明治5(1872)年、官立の □□□□□ が開業。

⓫ 明治5年、横浜―新橋間で □□ が開通する。

⓬ 明治5年12月、月の動きをもとにした暦の太陰太陽暦から、太陽の動きをもとにした □□□ に変更された。

リスト

㋐ 会津藩(あいづはん)
㋑ 一世一元(いっせいいちげん)
㋒ 蝦夷地(えぞち)
㋓ 華族(かぞく)
㋔ 京都(きょうと)
㋕ 太陽暦(たいようれき)
㋖ 津田梅子(つだうめこ)
㋗ 鉄道(てつどう)
㋘ 富岡製糸場(とみおかせいしじょう)
㋙ 廃藩置県(はいはんちけん)
㋚ 版籍奉還(はんせきほうかん)
㋛ 戊辰戦争(ぼしんせんそう)

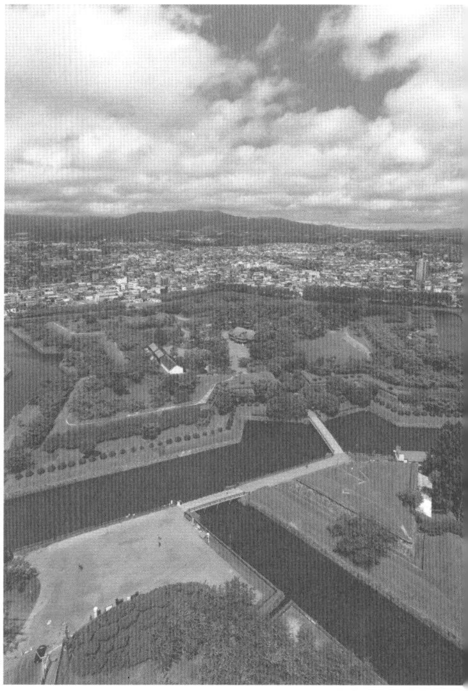

函館の五稜郭。

[答え] ❶㋑ ❷㋐ ❸㋚ ❹㋛ ❺㋔ ❻㋒ ❼㋓ ❽㋙ ❾㋖ ❿㋘ ⓫㋗ ⓬㋕

Q9 世界の政治家

解いた日 /

当てはまる人名をリストから選んで書きましょう。

アメリカの大統領

リスト

- [ア] エイブラハム・リンカーン
- [イ] ジミー・カーター
- [ウ] ジョージ・ブッシュ
- [エ] ジョージ・ワシントン
- [オ] ジョン・F・ケネディ
- [カ] バラク・オバマ
- [キ] ビル・クリントン
- [ク] リチャード・ニクソン
- [ケ] ロナルド・レーガン

1. 初代大統領で、建国の父とも呼ばれる。
□□□□・□□□□□

2. 「人民の人民による人民のための政治」の演説で有名。奴隷解放の父と称される。第16代大統領。
□□□□□□・□□□□□

3. 日本では史上初の太平洋を越えたテレビ衛星中継で暗殺の速報が伝えられた。第35代大統領。
□□□・□・□□□□

4. ベトナム戦争への軍事介入を終わらせた。ウォーターゲート事件で失職。第37代大統領。
□□□□□・□□□□

5. 核兵器廃絶を訴え、アメリカ大統領経験者として初めて被爆地広島を訪れた。2002年にノーベル平和賞受賞。第39代大統領。
□□□・□□□□

6. 元映画俳優。晩年アルツハイマー病であることを公表した。第40代大統領。
□□□□・□□□□

7. ソ連のゴルバチョフとの首脳会談で、冷戦の終結を宣言。第41代大統領で、長男が第43代の大統領。
□□□□・□□□□

8. 妻のヒラリーも大統領候補に。第42代大統領。
□□・□□□□□

9. 初の有色人種、ハワイ出身の大統領。第44代大統領。
□□□・□□□

答え 1 [エ] 2 [ア] 3 [オ] 4 [ク] 5 [イ] 6 [ケ] 7 [ウ] 8 [キ] 9 [カ]

世界の政治家

1 ドイツ帝国宰相で鉄血宰相と呼ばれた。

☐☐☐☐・☐☐☐☐☐

2 第二次世界大戦時のイギリス首相。ノーベル文学賞受賞。

☐☐☐☐☐☐・☐☐☐☐☐

3 第二次世界大戦でフランス降伏後、ロンドンに自由フランス政府を樹立。パリ解放後、大統領になる。

☐☐☐☐・☐・☐☐

4 スペイン首相で、1939〜75年まで独裁政権を維持。

☐☐☐☐☐☐・☐☐☐

5 中華人民共和国建国の父と呼ばれた。

☐☐☐

6 日本で反政府運動中にホテルで拉致される。
後に韓国大統領に。

☐☐☐

7 イギリス初の女性首相。保守的で強硬的な政治姿勢から鉄の女と呼ばれた。

☐☐☐☐☐☐☐・☐☐☐☐☐

8 ソ連共産党書記長を務め、ペレストロイカを推進。アメリカとの冷戦に終止符を打った。
ノーベル平和賞を受賞。

☐☐☐☐・☐☐☐☐☐

9 フランス大統領や首相を務めた。親日家で相撲好きで知られていた。

☐☐☐☐・☐☐☐

10 暗殺された夫の遺志を継ぎ、大統領に。フィリピンの民主化のシンボルといわれた。

☐☐☐☐・☐☐☐

11 ポーランドを民主化に導き、東欧民主化の先鞭としてノーベル平和賞受賞。

☐☐☐

12 旧東ドイツ出身。物理学者から政治家に転身し、2005年、ドイツ初の女性首相に。
16年間の長期政権を築いた。

☐☐☐☐・☐☐☐

リスト

- ㋐ アンゲラ・メルケル
- ㋑ ウィンストン・チャーチル
- ㋒ オットー・ビスマルク
- ㋓ 金大中 (キム デ ジュン)
- ㋔ コラソン・アキノ
- ㋕ ジャック・シラク
- ㋖ シャルル・ド・ゴール
- ㋗ フランシスコ・フランコ
- ㋘ マーガレット・サッチャー
- ㋙ ミハイル・ゴルバチョフ
- ㋚ 毛沢東 (もうたくとう)
- ㋛ ワレサ

答え　1 ㋒　2 ㋑　3 ㋖　4 ㋗　5 ㋚　6 ㋓
7 ㋘　8 ㋙　9 ㋕　10 ㋔　11 ㋛　12 ㋐

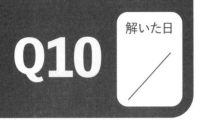

日本の総理大臣

当てはまる人名をリストから選んで書きましょう。

❶ 初代、5・7・10代。大日本帝国憲法制定の中心人物。

❷ 8・17代。テロにより右脚を負傷して切断。早稲田大学を創る。

❸ 20代。風貌からダルマさんと呼ばれ親しまれたが、二・二六事件で暗殺された。

❹ 29代。「憲政の神様」と呼ばれたが、五・一五事件で暗殺される。

❺ 45、48〜51代。バカヤローと発言したことがきっかけで衆議院が解散したことがある。麻生太郎の祖父。

❻ 46代。社会党初の内閣総理大臣。

❼ 52〜54代。55年体制後の初の総理。日ソ国交回復を推進。

❽ 56・57代。A級戦犯として逮捕されたが、不起訴となって釈放。日米安保条約改定を強行する。安倍晋三の祖父。

❾ 58〜60代。所得倍増を唱える一方で貧乏人は麦を食えと発言。

❿ 61〜63代。1974年にノーベル平和賞を受賞した。岸信介の実弟。

⓫ 64・65代。中国との国交を回復した。日本列島改造論を唱えて実行したが、ロッキード事件で失脚。娘・眞紀子も政治家に。

⓬ 68・69代。衆参同日選挙の選挙戦の最中に死去。「あー、うー」が口癖だった。

⓭ 71〜73代。レーガン大統領とロンヤス外交を行う。変わり身の早さから風見鶏と呼ばれた。

116　答え　❶イ　❷オ　❸セ　❹ウ　❺ネ　❻ケ　❼ナ　❽サ　❾ア　❿ス　⓫タ　⓬カ　⓭チ

⓮ 74代。消費税を導入。リクルート事件で辞任した。 □□□

⓯ 75代。平成元年に就任するも、女性スキャンダルが暴かれ69日で退陣。 □□□□

⓰ 76・77代。水玉のネクタイがトレードマーク。湾岸戦争時にペルシャ湾へ自衛隊を派遣する。 □□□

⓱ 79代。非自民・非共産8党派で連立政権を組む。先祖は熊本藩主。 □□□□

⓲ 80代。自民党を離党し、新生党から首相になった。半袖ジャケットを愛用。在職期間は64日。 □□□

⓳ 81代。社会党として最後の内閣総理大臣。長い眉毛が印象的。 □□□□

⓴ 82・83代。小選挙区制になり初の衆議院選で大勝したが、参議院選で大敗して辞任。実弟がNHKの記者から高知県知事に転身し、話題に。 □□□□□

㉑ 84代。官房長官時代に元号決定を発表したことから「平成おじさん」とも。 □□□□

㉒ 87〜89代。郵政民営化を推進。日本の首相として初めて北朝鮮を訪問し、拉致被害者の一部帰国を実現させた。 □□□□□

㉓ 94代。厚生大臣として薬害エイズ問題の解決に向けて尽力、O-157の風況被害に対して貝割れ大根を食べて見せた。東日本大震災時の総理。 □□□

㉔ 95代。新進党結成に参加。消費税率を引き上げ、TTP交渉への参加を表明。「金魚ではなくどじょう」と語り、どじょう総理と呼ばれた。 □□□□

リスト

- ㋐ 池田勇人（いけだはやと）
- ㋑ 伊藤博文（いとうひろふみ）
- ㋒ 犬養毅（いぬかいつよし）
- ㋓ 宇野宗佑（うのそうすけ）
- ㋔ 大隈重信（おおくましげのぶ）
- ㋕ 大平正芳（おおひらまさよし）
- ㋖ 小渕恵三（おぶちけいぞう）
- ㋗ 海部俊樹（かいふとしき）
- ㋘ 片山哲（かたやまてつ）
- ㋙ 菅直人（かんなおと）
- ㋚ 岸信介（きしのぶすけ）
- ㋛ 小泉純一郎（こいずみじゅんいちろう）
- ㋜ 佐藤栄作（さとうえいさく）
- ㋝ 高橋是清（たかはしこれきよ）
- ㋞ 竹下登（たけしたのぼる）
- ㋟ 田中角栄（たなかかくえい）
- ㋠ 中曽根康弘（なかそねやすひろ）
- ㋡ 野田佳彦（のだよしひこ）
- ㋢ 橋本龍太郎（はしもとりゅうたろう）
- ㋣ 羽田孜（はたつとむ）
- ㋤ 鳩山一郎（はとやまいちろう）
- ㋥ 細川護熙（ほそかわもりひろ）
- ㋦ 村山富市（むらやまとみいち）
- ㋧ 吉田茂（よしだしげる）

答え ⓮㋞ ⓯㋓ ⓰㋗ ⓱㋥ ⓲㋣ ⓳㋦ ⓴㋢ ㉑㋖ ㉒㋛ ㉓㋙ ㉔㋡

Q1 解いた日 ／ 大河ドラマの主演俳優

ドラマのタイトルと、俳優名を線で結びましょう。

答えは127ページ

平成時代

❶ 八代将軍 吉宗（はちだいしょうぐん よしむね）（7年） ●　● 内野聖陽（うちのせいよう）（当時：内野聖陽）

❷ 秀吉（ひでよし）（8年） ●　● 香取慎吾（かとりしんご）

❸ 利家とまつ（としいえ）（14年） ●　● 唐沢寿明（からさわとしあき）／松嶋菜々子（まつしまななこ）

❹ 新選組!（しんせんぐみ）（16年） ●　● 堺　雅人（さかい まさと）

❺ 功名が辻（こうみょう つじ）（18年） ●　● 竹中直人（たけなかなおと）

❻ 風林火山（ふうりんかざん）（19年） ●　● 仲間由紀恵（なかまゆきえ）／上川隆也（かわかみたかや）

❼ 篤姫（あつひめ）（20年） ●　● 西田敏行（にしだとしゆき）

❽ 龍馬伝（りょうまでん）（22年） ●　● 福山雅治（ふくやままさはる）

❾ 真田丸（さなだまる）（28年） ●　● 宮﨑あおい（みやざき）

昭和時代

1 新・平家物語
(47 年) ● ● 石坂浩二
岩下志麻

2 風と雲と虹と
(51 年) ● ● 大原麗子

3 黄金の日日
(53 年) ● ● 緒形　拳

4 草燃える
(54 年) ● ● 加藤　剛

5 獅子の時代
(55 年) ● ● 佐久間良子

6 おんな太閤記
(56 年) ● ● 菅原文太
加藤　剛

7 峠の群像
(57 年) ● ● 中井貴一

8 いのち
(61 年) ● ● 仲代達矢

9 独眼竜政宗
(62 年) ● ● 松本白鸚
(当時：市川染五郎)

10 武田信玄
(63 年) ● ● 三田佳子

11 春日局
(64 年) ● ● 渡辺　謙

Q2 歴代の徳川将軍

リストの 12 人の徳川将軍の名前をマスから探しましょう。マスには上から下、左から右に言葉が入っています。 答えは 127 ページ

徳	川	家	足	徳	川	秀	房	龍	徳	川
川	宗	家	徳	川	家	斉	毛	銀	川	本
家	真	吉	川	家	元	天	家	利	家	義
茂	田	平	満	徳	川	慶	喜	休	綱	玄
川	徳	川	綱	吉	千	坂	房	馬	川	徳
徳	川	秀	盛	清	徳	川	龍	武	重	川
川	家	徳	臣	徳	川	吉	宗	徳	秀	家
寿	吉	川	徳	川	秀	徳	家	川	徳	慶
徳	川	家	光	家	忠	川	達	源	川	承
氏	徳	康	国	智	義	清	頼	光	家	織
家	長	後	尊	徳	川	家	定	朝	継	光

リスト

- □ 徳川家康（初代）
- □ 徳川秀忠（第2代）
- □ 徳川家光（第3代）
- □ 徳川家綱（第4代）
- □ 徳川綱吉（第5代）
- □ 徳川家継（第7代）
- □ 徳川吉宗（第8代）
- □ 徳川家斉（第11代）
- □ 徳川家慶（第12代）
- □ 徳川家定（第13代）
- □ 徳川家茂（第14代）
- □ 徳川慶喜（第15代）

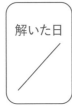

解いた日　／

昭和のフォークソング

曲名と、歌った歌手やグループ名を線で結びましょう。

答えは 127 ページ

❶ 受験生ブルース　●
（43 年）

❷ 山谷ブルース　●
（43 年）

❸ 悲しくてやり　●
きれない（43 年）

❹ 時には母のない　●
子のように（44 年）

❺ 誰もいない海　●
（45 年）

❻ 翼をください　●
（46 年）

❼ 戦争を知らない　●
子供たち（46 年）

❽ 花嫁　●
（46 年）

❾ 学生街の喫茶店　●
（47 年）

❿ 結婚しようよ　●
（47 年）

⓫ 傘がない　●
（47 年）

●　あか　とり
赤い鳥

●　いのうえようすい
井上陽水

●　おかばやしのぶやす
岡林信康

●　カルメン・マキ

●　ガロ

●　ザ・フォーク・
クルセダーズ

●　ジローズ

●　たかいしともや
高石友也

●　トワ・エ・モア

●　はしだのりひこ
とクライマックス

●　よしだたくろう
吉田拓郎
（当時：よしだたくろう）

Q4 日本の観光地

解いた日　／

カギをヒントにリストから名称を選んで、マス目にひらがなで書きましょう。答えは 127 ページ

横のカギ

①大阪ミナミを代表する繁華街。

②社寺が点在する古来からの観光地。若草山を有し、千頭以上の鹿が暮らす。

③外湯めぐりで知られる。川沿いに柳がなびく風情も人気。

④江戸時代、物資の集積地として栄えた白壁の町。重要伝統的建造物群保存地区に選定されている。

⑤気軽な登山コースとして人気。登山客は世界一多いともいわれる。

⑥昭和 50 年の海洋博覧会の際につくられ、今も人気の施設。大きな水槽が見どころ。

⑦高級旅館で知られる、石川県を代表する温泉街のひとつ。

⑧紅葉の名所。下り専用の坂と上り専用の坂を合計すると、48 か所の急カーブがある。

⑨初夏は真っ青なネモフィラ、秋は真っ赤なコキアで埋まる丘で有名に。

⑩行動展示で知られ、今や北海道を代表する観光スポット。

⑪古来から風光明媚で知られ、日本三景のひとつに。約 260 もの島が点在する。

⑫日本三景のひとつで、嚴島（いつくしま）神社が鎮座する。

縦のカギ

❶年間来場者数日本一のテーマパーク。千葉県浦安市に昭和 58 年にオープン。

❷日本三名瀑のひとつで、飛瀧（ひろう）神社のご神体。世界遺産の一部になっている。

❸加賀（かが）百万石の文化を伝える大名庭園。徽（こと）軫灯籠（じとうろう）や雪吊の景色が有名。

❹小麦やじゃがいもの畑がパッチワークのように連なる。北海道ならではの景観。

❺日本一の自然湧出量。迫力ある湯畑や、湯もみが観光客に人気。

❻明治時代から避暑地となり、別荘客向けの店が軒を連ねた。

❼かやぶき屋根が連なる会津西街道（あいづにしかいどう）の宿場町。重要伝統的建築物群保存地区に選定。

❽岩国（いわくに）藩主が建造した五連の木造アーチ橋。城と川向こうの城下町をつないでいた。

❾バルコニーのある 3 ～4階の木造旅館が川を挟んで並ぶ。雪景色もまたノスタルジック。

❿日本海の荒波とともにそそり立つ断崖は絶景。刑事ドラマのロケ地としても有名。

⓫展望台からの夜景は、日本三大夜景のひとつ。

⓬岐阜の山間部の町は、昔ながらの町並みや朝市、祭りが有名。温泉地でもある。

⓭山陰の小京都。城下町の風情残る通りには、美しい鯉の泳ぐ掘割が走る。

リスト

※マス目に入るのはすべてひらがなです。

- □ 安芸の宮島（あき みやじま）
- □ 旭山動物園（あさひやまどうぶつえん）
- □ いろは坂（ざか）
- □ 大内宿（おおうちじゅく）
- □ 城崎温泉（きのさきおんせん）
- □ 旧軽井沢銀座（きゅうかるいざわぎんざ）
- □ 銀山温泉（ぎんざんおんせん）
- □ 錦帯橋（きんたいきょう）
- □ 草津温泉（くさつおんせん）
- □ 倉敷美観地区（くらしき びかんちく）
- □ 兼六園（けんろくえん）
- □ 国営ひたち海浜公園（こくえい かいひんこうえん）
- □ 高尾山（たかおさん）
- □ 美ら海水族館（ちゅう うみすいぞくかん）
- □ 津和野（つわの）
- □ 東京ディズニーランド（とうきょう）
- □ 東尋坊（とうじんぼう）
- □ 道頓堀（どうとんぼり）
- □ 那智の滝（なち たき）
- □ 奈良公園（ならこうえん）
- □ 函館山（はこだてやま）
- □ 美瑛の丘（びえい おか）
- □ 飛騨高山（ひだたかやま）
- □ 松島（まつしま）
- □ 和倉温泉（わくらおんせん）

Q5 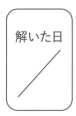 昭和生まれの家電

解いた日 　／

カギをヒントにリストから名称を選んで、マス目にひらがなで書きましょう。 答えは 128 ページ

横のカギ

① 世界初の電気式は、フマキラーから 38 年に発売された。

② ソニーが 54 年に発売。音楽を携帯できるようにした画期的な商品。

③ 58 年にカシオ計算機が発売し、ビジネスマンを中心に流行。

④ 40 年に松下電器産業が家庭用を発売。翌年にシャープがターンテーブル式を発売。

⑤ 58 年、カシオから、厚さ 0.8 ミリ、重さ 12g の世界最薄が登場。

⑥ 50 年にソニーよりベータマックスが、翌年、日本ビクターが VHS のこれを発売。

⑦ 国産初は 28 年にシャープから登場し、NHK が放送を開始。7 年後にはカラーが発売。

⑧ 52 年、三菱電機より登場。当初は、天候不順で雨の多い北陸地方でテスト販売された。

⑨ 57 年、ソニーが世界で最初に販売開始。高音質で評価され、のちに携帯用も登場した。

⑩ 62 年、家庭用を松下電器産業が発売。第二の炊飯器ともいわれた。

⑪ 昭和後期が黎明期。58 年に Windows が、59 年に Macintosh が登場した。

⑫ 東芝が 32 年に発売し、大ヒット。50 年には洋室にもあう家具調も登場。

縦のカギ

❶ 電気釜の原型が登場したのは大正時代。自動式電気炊飯器は 30 年に登場。これは正確には保温専用。

❷ 30 年、東京通信工業 (現ソニー) が発売。真空管を使わないことで小型化。

❸ 55 年に TOTO から発売され、和式から洋式に変わっていく時代にマッチ。今や日本が誇る人気家電のひとつ。

❹ 日本ではパイオニアが絵の出るレコードとして 56 年に家庭用機を発売。高画質で人気を博したが、平成 21 年に生産を終了。

❺ 35 年に遠心脱水機つきのこれが登場。60 年ころから全自動が普及しはじめたが、今も根強い人気がある。

❻ 昭和時代後半の音響機器といえばこれ。61 年には CD プレイヤー搭載も登場。

❼ ソニーのレコーダー一体型ビデオカメラ。62 年に再生機能をつけ、平成元年にはパスポートサイズにして大ヒット。

❽ 車から離れても使える車外兼用型自動車電話。60 年に発売された初の携帯電話で、重さは 3 キロ。

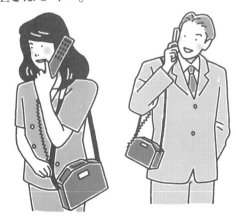

クロスワードパズル

リスト ※マス目に入るのはすべてひらがなです。

- □ ウォークマン
- □ ウォシュレット
- □ カード電卓
- □ シーディープレイヤー
- □ ショルダーホン
- □ 白黒テレビ
- □ 電気蚊取り器
- □ 電気やぐらこたつ
- □ 電子ジャー
- □ 電子手帳
- □ 電子レンジ
- □ トランジスタラジオ
- □ 二槽式洗濯機
- □ パーソナルコンピュータ
- □ ハンディカム
- □ ビデオデッキ
- □ ふとん乾燥機
- □ ホームベーカリー
- □ ラジカセ
- □ レーザーディスクプレイヤー

Q6 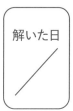 日本のメダリスト

リストの20人のオリンピックメダリストの名前をマスから探しましょう。マスには上から下、下から上、右から左、左から右に言葉が入っています。 答えは128ページ

伊	子	岩	生	幸	谷	笠	米	堀	吉	水	男
調	裕	崎	恭	高	尚	子	亮	村	田	谷	光
り	森	末	慎	二	彦	舟	黒	内	沙	隼	原
ど	有	京	口	浜	稔	美	岩	航	保	高	塚
み	誠	椛	矢	西	賀	藤	彰	帆	里	梨	沙
藤	大	戸	瀬	錦	古	伊	小	谷	実	可	子
伊	夢	円	緒	奈	平	小	橋	本	聖	伏	香
岡	歩	谷	昌	純	北	島	康	介	美	奈	静
崎	野	幸	石	川	佳	地	大	木	鈴	聖	川
朋	平	吉	織	清	水	宏	保	羽	生	江	荒
子	優	平	航	村	内	大	橋	悠	結	入	阿

リスト

- □ 円谷幸吉（つぶらやこうきち）
- □ 黒岩彰（くろいわあきら）
- □ 清水宏保（しみずひろやす）
- □ 内村航平（うちむらこうへい）
- □ 塚原光男（つかはらみつお）
- □ 小谷実可子（こたにみかこ）
- □ 田村亮子（たむらりょうこ）
- □ 平野歩夢（ひらのあゆむ）
- □ 笠谷幸生（かさやゆきお）
- □ 古賀稔彦（こがとしひこ）
- □ 北島康介（きたじまこうすけ）
- □ 小平奈緒（こだいらなお）
- □ 森末慎二（もりすえしんじ）
- □ 伊藤みどり（いとうみどり）
- □ 吉田沙保里（よしださおり）
- □ 入江聖奈（いりえせな）
- □ 鈴木大地（すずきだいち）
- □ 有森裕子（ありもりゆうこ）
- □ 荒川静香（あらかわしずか）
- □ 西矢椛（にしやもみじ）

スペシャル問題　答え

118-119 ページ

Q1 大河ドラマの主演俳優

＜平成時代＞

1 八代将軍　吉宗 ──────── 西田敏行
2 秀吉 ──────── 竹中直人
3 利家とまつ ──── 唐沢寿明　松嶋菜々子
4 新選組！ ──────── 香取慎吾
5 功名が辻 ──── 仲間由紀恵　上川隆也
6 風林火山 ──────── 内野聖陽
7 篤姫 ──────── 宮﨑あおい
8 龍馬伝 ──────── 福山雅治
9 真田丸 ──────── 堺　雅人

＜昭和時代＞

1 新・平家物語 ──────── 仲代達矢
2 風と雲と虹と ──────── 加藤　剛
3 黄金の日日 ──────── 松本白鸚
4 草燃える ──── 石坂浩二　岩下志麻
5 獅子の時代 ──── 菅原文太　加藤　剛
6 おんな太閤記 ──────── 佐久間良子
7 峠の群像 ──────── 緒形　拳
8 いのち ──────── 三田佳子
9 独眼竜政宗 ──────── 渡辺　謙
10 武田信玄 ──────── 中井貴一
11 春日局 ──────── 大原麗子

121 ページ

Q3 昭和のフォークソング

1 受験生ブルース ──────── 高石友也
2 山谷ブルース ──────── 岡林信康
3 悲しくてやりきれない ── ザ・フォーク・クルセダーズ
4 時には母のない子のように ── カルメン・マキ
5 誰もいない海 ──────── トワ・エ・モア
6 翼をください ──────── 赤い鳥
7 戦争を知らない子供たち ──────── ジローズ
8 花嫁 ──── はしだのりひことクライマックス
9 学生街の喫茶店 ──────── ガロ
10 結婚しようよ ──────── 吉田拓郎
11 傘がない ──────── 井上陽水

120 ページ

Q2 歴代の徳川将軍

徳	川	家	足	徳	川	秀	房	龍	徳	川
川	宗	家	徳	川	家	斉	毛	銀	川	本
家	真	吉	川	家	元	天	家	利	家	義
茂	田	平	満	徳	川	慶	喜	休	綱	玄
川	徳	川	綱	吉	千	坂	房	馬	川	徳
徳	川	秀	盛	清	徳	川	龍	武	重	川
川	家	徳	臣	徳	川	吉	宗	徳	秀	家
寿	吉	川	徳	川	秀	徳	家	川	徳	慶
徳	川	家	光	家	忠	川	達	源	川	承
氏	徳	康	国	智	義	清	頼	光	家	織
家	長	後	尊	徳	川	家	定	朝	継	光

122-123 ページ

Q4 日本の観光地

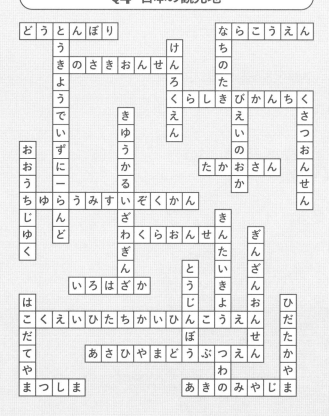

124-125 ページ

Q5 昭和生まれの家電

（クロスワードの解答）

でんきかとりき
うおーくまん
でんしてちょう
でんしれんじ
しろくろてれび
ふとんかんそうき
しーでぃーぷれいやー
ほーむべーかりー
ぱーそなるこんぴゅーた
でんきやぐらこたつ

126 ページ

Q6 日本のメダリスト

伊	子	岩	生	幸	谷	笠	米	堀	吉	水	男
調	裕	崎	恭	高	尚	子	亮	村	田	谷	光
り	森	末	慎	二	彦	舟	黒	内	沙	隼	原
ど	有	京	口	浜	稔	美	岩	航	保	高	塚
み	誠	椛	矢	西	賀	藤	彰	帆	里	梨	沙
藤	大	戸	瀬	錦	古	伊	小	谷	実	可	子
伊	夢	円	緒	奈	平	小	橋	本	聖	伏	香
岡	歩	谷	昌	純	北	島	康	介	美	奈	静
崎	野	幸	石	川	佳	地	大	木	鈴	聖	川
朋	平	吉	織	清	水	宏	保	羽	生	江	荒
子	優	平	航	村	内	大	橋	悠	結	入	阿

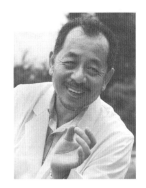

脳がみるみる若返る 脳トレ
思い出しクイズスペシャル

2024年7月4日　初版発行

監修者　篠原菊紀（しのはらきくのり）　　Shinohara Kikunori,2024
発行者　田村正隆

発行所　株式会社ナツメ社
　　　　東京都千代田区神田神保町1-52
　　　　ナツメ社ビル1階（〒101-0051）
　　　　電話　03（3291）1257（代表）　FAX　03（3291）5761
　　　　振替　00130-1-58661
制作　　ナツメ出版企画株式会社
　　　　東京都千代田区神田神保町1-52
　　　　ナツメ社ビル3階（〒101-0051）
　　　　電話　03（3295）3921（代表）
印刷所　広研印刷株式会社
ISBN978-4-8163-7573-6
Printed in Japan

監修　篠原菊紀（しのはらきくのり）

人システム研究所長、公立諏訪東京理科大
学教授（脳科学、健康教育）。長野県茅野市
出身、茅野市縄文ふるさと大使。「学習して
いるとき」「運動しているとき」「遊んでいる
とき」など日常的な場面での脳活動を研究し
ている。テレビ、ラジオ、書籍などの著述、解
説、実験を多数務める。監修に『脳がみるみ
る若返る脳トレ懐かしの昭和クイズ』（小社
刊）など多数。

問題作成・協力／入澤宣幸、植松まり、加唐亜紀、藏本泰夫、齋藤のぞみ
イラスト／小野寺美恵
校閲／藏本泰夫
写真／PIXTA
本文デザイン／井寄友香
DTP／有限会社ゼスト
編集協力／株式会社スリーシーズン（奈田和子、藤木菜生）
編集担当／ナツメ出版企画株式会社（梅津愛美）

ナツメ社Webサイト
https://www.natsume.co.jp
書籍の最新情報（正誤情報を含む）は
ナツメ社Webサイトをご覧ください。

本書に関するお問い合わせは、書名・発行日・該当ページを明記の上、下記のいずれかの
方法にてお送りください。電話でのお問い合わせはお受けしておりません。
・ナツメ社webサイトの問い合わせフォーム　https://www.natsume.co.jp/contact
・FAX（03-3291-1305）
・郵送（左記、ナツメ出版企画株式会社宛て）
なお、回答までに日にちをいただく場合があります。正誤のお問い合わせ以外の書籍内
容に関する解説・個別の相談は行っておりません。あらかじめご了承ください。